U0789911

医学物理学实验指导

主　编　吴艳茹　杨海波　孟燕军
副主编　郝晨汝　池子强

科学出版社
北　京

内 容 简 介

本书是根据全国医药类专业医学物理实验课程教学基本要求，在保证医学物理学实验课程体系不变的基础上，在多年教学实践及教学改革基础上编写而成的. 本实验指导强调了对学生观察分析能力、实践操作能力的培养.

本书可作为高等医药院校临床医学、预防医学、法医学、医学影像学、药学、医学检验等医药类各专业的医学物理学实验课程的教材，也可供与生命科学有关的其他专业师生参考使用.

图书在版编目（CIP）数据

医学物理学实验指导 / 吴艳茹，杨海波，孟燕军主编. —北京：科学出版社，2017.8

ISBN 978-7-03-054005-8

Ⅰ. ①医… Ⅱ. ①吴… ②杨… ③孟… Ⅲ. ①医用物理学-实验-医学院校-教学参考资料 Ⅳ. ①R312-33

中国版本图书馆 CIP 数据核字（2017）第 180961 号

责任编辑：昌 盛 罗 吉/责任校对：张凤琴
责任印制：吴兆东/封面设计：迷底书装

科学出版社 出版
北京东黄城根北街 16 号
邮政编码：100717
http://www.sciencep.com
三河市春园印刷有限公司印刷
科学出版社发行 各地新华书店经销
*
2017 年 8 月第 一 版 开本：787 × 1092 1/16
2025 年 7 月第十三次印刷 印张：5 3/4
字数：136 000

定价：20.00 元

（如有印装质量问题，我社负责调换）

全国高等学校教材

供临床、预防、法医、影像、口腔医学、药学类等专业用

《医学物理学实验指导》编写委员会

主　　编　吴艳茹　杨海波　孟燕军

副 主 编　郝晨汝　池子强

编　　委　李　静　刘　磊　乔丽华
田　会　张　晶　张敬晶
赵瑞斌

技术指导　孙艳英

视频制作　郝晨汝　池子强

前　言

医学物理学是把物理学的原理和方法应用于人类疾病预防、诊断、治疗和保健的交叉学科. 在现代医学中，物理学的理论和实验方法均得到了广泛的应用，医学物理学实验是对医学物理学相关现象进行观察和研究的科学实践，已成为相对独立于医学物理学理论课的医学基础科学实验课程. 医学物理学实验既是医学物理学课程的重要组成部分，又肩负着本身特有的任务. 医学物理学理论和实验如影随形，共同形成了整个医学物理学的发展历史. 在整个医学物理学发展过程中，发现新的物理现象、验证新的物理规律都要依靠实验来完成，每当实验中有了新的发现时，就会促进理论的进一步发展，提出新的理论和物理模型，使物理学向更深更高处推进.

医学物理学实验课程肩负着对实验方法和技能训练的任务，通过医学物理学实验可以使学生了解从事科学实验的主要过程，掌握与医学密切相关物理量的测量原理和方法，培养学生观察实验现象、利用理论分析实验现象的能力，使学生得到科学实验技能的基本训练. 著名理论物理学家杨振宁先生曾说过“物理学是以实验为本的科学”，这足以说明物理实验的作用及重要性.

在学习医学物理学实验的时候，应该达到以下几点基本要求：第一，通过医学物理实验得到医学物理学实验的基本知识、基本方法和基本技能的严格系统训练；第二，通过医学物理实验培养用实验方法验证物理规律、研究物理现象的能力，并在实验过程中不断培养学生发现问题、分析问题和解决问题的能力；第三，培养理论联系实际和实事求是的实验素质，在实验过程中，尊重实验事实和实验数据.

本教材是依据全国医药类专业医学物理实验课程教学基本要求，充分考虑医药类各专业特点，在保证医学物理学实验课程体系不变的基础上，在多年教学实践及教学改革基础上编写而成的. 教材编写过程中，强化利用相关物理学方法和技术解决医学问题的实验项目.

编　者

2017 年 3 月 30 日

目　　录

第一章 绪 论

1.1 实 验 目 的

物理学是一门研究物质的基本结构、基本运动形式、相互作用及其运动规律的基础学科，它是众多科学技术发展的基石. 将物理学的基本原理和方法应用于临床医学研究中，逐渐形成了医学物理学这门交叉学科. 物理学的实验方法和技术也为医学研究和实践提供了可靠的手段.

物理学是一门实验的科学. 人们在认识世界和了解世界的过程中，首先是观察现象，然后通过对物理量的测量确定它们之间的关系，总结出一定的规律. 另一方面，人们又需要通过实验验证推导出来的结论，如果实验结果和已有的物理规律矛盾，就需要对原有的物理理论加以修正和改造. 所以说，物理实验和理论的关系是相辅相成的：物理理论来源于对实验现象的总结，而且又指导着新的物理实验；物理实验的结果验证或者推动着物理理论的发展和完善. 物理实验又是其他一切科学实验的基础，它所体现的实验思想、方法、手段，指导着其他实验包括医学实验的进行. 优秀的物理实验思想和技能，是我们培养学生具有严谨的治学态度和活跃的创新意识的基础.

物理实验的内容极为广泛，在医学、药学领域，无论是理论研究还是临床实践都会遇到各种物理仪器和设备：光学显微镜和电子显微镜被广泛应用于医学领域中细胞和病毒学的研究；X射线及其相关仪器是医学影像和肿瘤放射治疗的核心；流体理论在人类研究血液流动规律中逐渐形成了一门新的学科“血液流变学”……这样的例子数不胜数. 物理学，特别是近代物理学，已经广泛地应用于临床医学中的各个领域，精确的治疗和诊断必须借助基于物理学原理制造的设备，例如，X射线成像、磁共振成像、电子衍射技术、扫描探针技术、光纤引导下的显微手术、放射性治疗、超声波扫描等. 从已有多位具有物理背景的科学家获得医学领域的诺贝尔奖项这一事实，我们也可以看出物理学对现代医学发展所做出的贡献.

作为医学院校的一名学生，学习物理学及其实验课程是在大学期间接受系统的实验技能训练的开端，是后续实验课程的基础. 通过学习不仅可以掌握基本的物理学原理和知识，更重要的是学习物理学的基本思想和研究方法，掌握物理实验的基本技能，培养科学素质和自主动手能力，在今后的医学理论以及实践过程中能够运用一定的物理学方法解决问题.

医学物理学实验的教学目的和任务主要有以下三个方面：

(1)学生应通过学习和操作，接受实验方法和技能的基本训练，包括了解常见的物理仪器和工具的工作原理，掌握其使用方法.

(2)通过实验课程验证物理理论. 在医学物理学理论课堂上，学生学习的课时有限，并且不够直观. 学生通过实验课程中亲手操作和观察，能够显著地加深对理论知识的理解，并且应当和相关的医学应用对应起来，达到进一步学习物理理论的目的.

(3)通过物理学实验培养学生实事求是的科学态度，严肃认真的工作作风以及独立思考并且亲自动手验证的学习能力.

1.2 实 验 要 求

为了能够达到上述目的，更好地实现实验课效果，我们需要学生做到以下三点：

(1)实验前要自觉预习实验内容，书写预习实验报告. 包括了解实验原理和目的，掌握实验方法和步骤，牢记实验操作中的注意事项，尝试解答思考题等.

(2)在实验过程中要严格遵守实验室制度、保证人身安全、爱护仪器；规范使用仪器，按照实验步骤尽量独立完成实验，严谨认真地记录实验原始数据；注意一边操作一边思考，积极运用所学的知识设计如何合理而精确地测量所需数据，分析误差产生的原因，区分误差类型.

(3)实验结束后，应在预习报告的基础上完成实验报告. 实验报告必须是基于本人真实的实验结果，通过计算和分析得出结论. 要求条理清晰，重点突出，基本的目的是让阅读者可以按照实验报告明白实验整个过程.

1.3 实验数据分析及处理

1.3.1 测量误差

在物理实验中，有些物理量可以直接从仪器上读出测量值，如长度、质量、温度、时间等，这些量称为直接测得量. 但对于大多物理量，没有直接读数的仪器，只能用间接的方法进行测量. 例如，测物体的密度时，我们可以先测出质量和体积，再用公式计算出它的密度，这样的物理量称为间接测得量. 通常的实验过程几乎都是直接测出一些物理量后，再通过物理量之间的联系公式求得另一些物理量.

(一)误差的基本概念

由于测量仪器的缺陷和测量者感官的限制，一些测量结果总是与被测量的真实数值有偏差，测量值与真实值之差叫做误差. 误差的产生有多方面的原因，按其性质和产生的原因可将误差分为三类.

1. 系统误差

这种误差是由测量仪器本身的缺点和测量方法上的欠完善引起的，其特点是具有一定的方向性. 例如，用金属米尺测量长度，在温度太高时，米尺本身膨胀，量得的长度就偏小了；在测量室温时，温度计如果靠近火炉太近所测的温度就偏高. 可见系统误差是有一定方向的，要么总是偏高，要么总是偏低. 增加测量次数并不能减少这种误差，但是如果改进仪器和改善测量方法则可以减小系统误差.

2. 偶然误差

这是由于测量者感官的限制，或者其他不可预料的情况使读数不准确而产生的误差，其特点是具有偶然性，没有一定的方向. 单独一次测得的结果可能比真值大，也可能比真值小，但是重复若干次测量后，就会发现比真值偏大或偏小的机会是均等的. 因此，增加测量次数，然后求出多次测量结果的平均值，就可以使不同方向的误差大部分相互抵消，所得的测量数值就会更接近真值.

3. 过失误差

这是由测量者使用仪器方法不正确或粗心大意记错数据等引起的，这种误差完全是人为因素造成的. 只要测量者采取严肃认真的态度，具有一丝不苟的作风，这种误差是可以避免的.

(二)误差的估算

在下面的讨论中，我们约定系统误差和过失误差已经消除或修正，只剩下偶然误差.

1. 直接测量的误差

为了减小偶然误差总是采用多次测量的方法，将各次测量量的算术平均值作为测量结果. 假设在相同条件下对某物理量，例如长度，进行了几次重复测量，其测量值分别为 $L_1, L_2, \cdots, L_n$. 它们的算数平均值为

$$\overline{L} = \frac{1}{n}(L_1 + L_2 + \cdots + L_n) = \frac{1}{n}\sum_{i=1}^{n} L_i$$

根据误差理论，在一组 n 次测量的数据中，算术平均值 $\overline{L}$ 最接近于真值，称为近真值.

在这种情况下测量值的误差可以用平均绝对误差、相对误差和标准误差表示出来.

(1)平均绝对误差.

各次测量值 L_i 与平均值 $\overline{L}$ 之间的绝对值叫做绝对误差，即

$$\Delta L_1 = \left|L_1 - \overline{L}\right|, \quad \Delta L_2 = \left|L_2 - \overline{L}\right|, \quad \cdots, \quad \Delta L_n = \left|L_n - \overline{L}\right|$$

各次绝对误差的平均值叫做平均绝对误差，即

$$\Delta L = \frac{1}{n}(\Delta L_1 + \Delta L_2 + \cdots + \Delta L_n) = \frac{1}{n}\sum_{i=1}^{n} \Delta L_i$$

应用平均绝对误差，多次测量的实验结果可表示为

$$L = \overline{L} \pm \Delta L$$

显然，ΔL 越小，测量结果越准确.

(2)相对误差.

用平均绝对误差来表示测量结果的准确度是不全面的，例如，多次测量两个长度分别为 1cm 和 10cm 的平均绝对误差都是 0.01cm，我们能否说它们的精确度是一样的呢？当然不能. 因此，为了便于比较实验结果，通常用相对误差来表示实验结果的准确性. 平均绝对误差 ΔL 与平均值 $\overline{L}$ 之比，即

$$E_{\mathrm{r}} = \frac{\Delta L}{\overline{L}}$$

叫做相对误差，也叫百分误差.

显然，E_{r} 越小，测量结果越准确. 前例中两个不同长度测量的相对误差分别为 1%和 0.1%，前者的精确性比后者低.

(3) 标准误差.

多次测量的结果还可以用标准误差来表示，标准误差的定义是

$$S = \sqrt{\frac{1}{n}\sum_{i=1}^{n}(L_i - \overline{L})^2}$$

用标准误差来估计误差，多次测量的结果可表示为

$$L = \overline{L} \pm S$$

显然，S越小测量结果越准确.

2. 间接测量的误差估算

间接测得量是直接测得量代入公式计算出来的. 既然直接测得量有误差，间接测得量也必然有误差. 设两个直接测得量为A和B，它们的平均绝对误差分别为ΔA和ΔB，即

$$A = \overline{A} \pm \Delta A$$

$$B = \overline{B} \pm \Delta B$$

N为间接测得量，N与A、B之间满足一定的关系，即$N = f(A,B)$，将A与B的测量值代入公式计算，便可求得

$$N = \overline{N} + \Delta N\,, \qquad E_{\mathrm{r}} = \frac{\Delta N}{\overline{N}}$$

ΔN是间接测得量的平均绝对误差，它的大小不仅与ΔA和ΔB的大小有关，而且与N、A、B之间的运算关系有关. 下面我们详细推导加、减法运算中的误差，其他运算关系的误差推导方法相同.

(1) 加法运算中的误差(和的误差).

若$N = A + B$，则

$$\overline{N} \pm \Delta N = (\overline{A} + \Delta A) = \overline{B} \pm \Delta B$$

显然，平均值

$$\overline{N} = \overline{A} + \overline{B}$$

绝对误差

$$\Delta N = \pm\Delta A \pm \Delta B$$

ΔA和ΔB可能为正值，也可能为负值，在最不利的情况下，可能出现的最大误差

$$\Delta N = \Delta A \pm \Delta B$$

我们规定此最大误差为间接测得量的绝对误差，于是相对误差

$$E_{\mathrm{r}} = \frac{\Delta N}{\overline{N}} = \frac{\Delta A + \Delta B}{\overline{A} + \overline{B}}$$

(2) 减法运算中的误差(差的误差).

若$N=A-B$，则

$$\overline{N} \pm \Delta N = (\overline{A} \pm \Delta A) - (\overline{B} \pm \Delta B)$$

平均值

$$\overline{N} = \overline{A} - \overline{B}$$

绝对误差

$$\Delta N = \pm \Delta A \pm \Delta B$$

接前述的理由，在最不利的条件下取

$$\Delta N = \Delta A + \Delta B$$

故相对误差为

$$E_{\mathrm{r}} = \frac{\Delta N}{\overline{N}} = \frac{\Delta A + \Delta B}{\overline{A} - \overline{B}}$$

(3) 乘法运算中的误差(积的误差).

绝对误差

$$\Delta N = \overline{A} \cdot \Delta B + \overline{B} \cdot \Delta A$$

相对误差

$$E_{\mathrm{r}} = \frac{\Delta N}{\overline{N}} = \frac{\overline{A} \cdot \Delta B + \overline{B} \cdot \Delta A}{\overline{A} \cdot \overline{B}} = \frac{\Delta A}{\overline{A}} + \frac{\Delta B}{\overline{B}}$$

(4) 除法运算中的误差(商的误差).

绝对误差

$$\Delta N = (\overline{B} \cdot \Delta A + \overline{A} \cdot \Delta B) / \overline{B^2}$$

相对误差

$$E_{\mathrm{r}} = \frac{\Delta N}{\overline{N}} = \left(\frac{\overline{B} \cdot \Delta A + \overline{A} \cdot \Delta B}{\overline{B^2}} \right) \Big/ \left(\frac{\overline{A}}{\overline{B}} \right) = \frac{\Delta A}{\overline{A}} + \frac{\Delta B}{\overline{B}}$$

为了方便，现将常用运算关系的误差计算公式列入表 1-3-1 中，以供查找.

上述平均绝对误差的计算，是在考虑各次误差同时出现最不利的情况时，即都取绝对值相加而得到的，因为夸大了间接量的误差，实际的误差比上述要小.

表 1-3-1 绝对误差和相对误差的计算公式

运算关系	绝对误差	相对误差
$N = A + B$	$\Delta A + \Delta B$	$(\Delta A + \Delta B) / (\overline{A} + \overline{B})$
$N = A - B$	$\Delta A + \Delta B$	$(\Delta A + \Delta B) / (\overline{A} - \overline{B})$
$N = A \cdot B$	$\overline{A} \cdot \Delta B + \overline{B} \cdot \Delta A$	$\frac{\Delta A}{\overline{A}} + \frac{\Delta B}{\overline{B}}$
$N = A / B$	$(\overline{B} \cdot \Delta A + \overline{A} \cdot \Delta B) / \overline{B^2}$	$\frac{\Delta A}{A} + \frac{\Delta B}{B}$
$N = A^n$	$n \cdot \overline{A}^{n-1} \cdot \Delta A$	$n \cdot \frac{\Delta A}{\overline{A}}$

续表

运算关系	绝对误差	相对误差
$N=\sqrt[n]{A}$	$\frac{1}{n}\cdot\overline{A}^{\frac{1}{n}-1}\cdot\Delta A$	$\frac{1}{n}\cdot\frac{\Delta A}{\overline{A}}$
$A=\sin A$	$(\cos\overline{A})\cdot\Delta A$	$(\cot\overline{A})\cdot\Delta A$
$A=\cos A$	$(\sin\overline{A})\cdot\Delta A$	$(\tan\overline{A})\cdot\Delta A$
$A=\tan A$	$\Delta A/\cos^2\overline{A}$	$2\Delta A/\sin 2\overline{A}$
$A=\cot A$	$\Delta A/\sin^2\overline{A}$	$2\Delta A/\sin 2\overline{A}$

1.3.2 有效数字及其运算

（一）有效数字

所谓有效数字，就是用仪器对某量进行测量时，在仪器上读出的数字.它包括两部分，一部分是准确数字，另一部分即最后一位数字是估计数字.直接测得量的有效数字的位数，与仪器的精确度和测量值本身的大小有关，仪器的精度越高，或测量值越大，其有效数字的位数越多.

从仪器上读出的数字，通常都要尽可能估计到仪器最小刻度的下一位.

以图 1-3-1 用米尺测量物体的长度为例，从图上看出物体的长度在 4.2cm 与 4.3cm 之间，但究竟是多少呢？不同的人可以读出不同的数值来，例如，4.26cm、4.27cm、4.28cm 等. 前两位数“4.2”是准确数字，而第三位是测量者估计出来的，因此这一位数有疑问，称为可疑数字. 如果米尺的最小刻度线是厘米，我们就只能读到两位有效数字 4.2cm 和 4.3cm，与前者相比，有效数字少一位；若被测物体较长，例如 114.25cm，则测量值的有效数字的位数也相应增加.

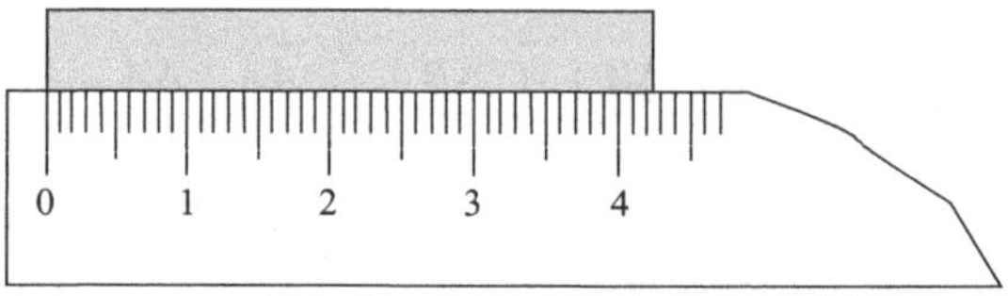

图 1-3-1 米尺测量物体

书写有效数字时必须注意“0”的位置. 例如，某物体长 0.020m，前面两个“0”不表示有效数字. 它的出现是因为选用的单位过大，数值就小了. 如果用厘米作单位，则物体的长度为 2.0cm，前面两个“0”就没有了. 同数中后面一个“0”是有效数字，不能丢弃，否则就不能反映可疑数字的位置及实验数据的准确度. 为了使记录和计算方便，并且不改变有效数字的位数，通常将以上数字写成 $2.0\times10^{-2}\,\text{m}$，$2.0\times10^{-1}\,\text{dm}$ 或 $2.0\times10^{-1}\,\text{mm}$. 这样书写，有效数字总是两位. 也就是说，在小数点前一律取一位有效数字，采用不同的单位而引起数值位数上的不同，可以用乘以 10 的幂，幂指数的大小不能说明有效数字的位数.

（二）有效数字的运算

间接测得量是由直接测得量计算出来的，所以也有一定的有效数字. 下面我们根据有效数字中可疑位只有一位的原则，说明各种运算中有效数字的取法. 在下面的例题中，我们在可疑位数下方加一横线，以便与准确数字相区别.

1. 有效数字的加、减法

$$\begin{array}{r} 32.\underline{1} \\ +\ 5.02\underline{9} \\ \hline 37.\underline{1}\underline{2}\underline{9} \end{array} \qquad \begin{array}{r} 4.78\underline{5} \\ -2.\underline{6} \\ \hline 2.\underline{1}8\underline{5} \end{array}$$

在相加的结果 $37.\underline{129}$ 中，由于小数点后一位的“1”已为可疑数字，其后的第二位便无意义了. 按照四舍五入的原则，本例题应舍去“$2\underline{9}$”写成 $37.\underline{1}$，有效数字为三位. 同理上面的减法中，最后的结果应向前进一位，写成 $2.\underline{2}$，有效数字为两位.

在上面的例子中，如果以其中可疑位最靠前的量为基准，事先四舍五入，取其各量的尾数，则加、减的结果仍然相同. 具体算法如下:

$$\begin{array}{r} 32.\underline{1} \\ +\ 5.0 \\ \hline 37.\underline{1} \end{array} \qquad \begin{array}{r} 4.\underline{8} \\ -2.\underline{6} \\ \hline 2.\underline{2} \end{array}$$

由上可看出,两个数和或差的有效数字,其可疑位的位置,与两位数中最高可疑位的位置相同. 这个结果可以推广到多个量的相加或相减的计算中去.

2. 有效数字的乘、除法

通过下面两个例子的计算，了解乘、除运算中有效数字的取法.

$$\begin{array}{r} 2.4\underline{3} \\ \times\ 7.\underline{5} \\ \hline \underline{1}.\underline{2}\underline{1}\underline{5} \\ +\ 17.0\underline{1} \\ \hline 1\underline{8}.\underline{2}\underline{2}\underline{5} \end{array} \qquad \begin{array}{r} 2\underline{8} \\ 4\underline{8}\,\overline{)\,1347.\underline{5}} \\ -\ 9\underline{6} \\ \hline 3\underline{8}7 \\ -\ 38\underline{4} \\ \hline 0\underline{0}\underline{3}\underline{5} \end{array}$$

上面两个例子的结果分别为 $1\underline{8}$ 和 $2\underline{8}$，有效数字都是两位. 从上面的例子可以看出，两个量相乘(或相除)的积(或商)，其有效数字的位数，与两数中有效数字位数最少者相同. 这个结果可以推广到多个量相乘、除的运算中去.

3. 乘方、开方的有效数字

可以证明，乘方与开方的有效数字，与其底的有效数字位数相同.

以上这些结论，在一般情况下是成立的，但也有例外. 如果知道了有效数字的意义和可疑数字的取舍原则，是不难处理的.

1.3.3 数据图示法

用曲线表明两相关物理量的实验结果，最为整齐、清晰、印象深刻便于记忆，但绘图时必须注意:

(1)应在横、纵坐标的两端标明所代表的物理量和单位，选择不同的单位，使记录的数据能在方格纸上分布广度合适，既不拥挤在一处，也不过度分散.

(2)横、纵坐标的起点不一定代表物理量的零值，但需使曲线占据方格纸的绝大部分位置，使观察者易懂.

(3)将实验数据在方格纸上绘出标点后，用曲线板视各点的前后趋势，连成平滑的曲线，而不是折线. 由于实验误差不可避免，故应尽量使曲线两侧具有相同数目的标点，如图 1-3-2 所示.

(4)一般复杂形式的曲线不易看出所测物理量间的函数关系，但若变换物理量后，可以得出形式很简单的曲线.

例如，玻意耳-马略特定律指出

$$pV = K$$

式中，p 表示压强，V 表示容积，K 表示恒量.

若用 p 为纵坐标，V 为横坐标，可画出一条曲线. 若用 p 为纵坐标，以 $\frac{1}{V}$ 为横坐标，则可画出一条通过原点的直线，如图 1-3-3 所示. 故两变量的选择应仔细考虑.

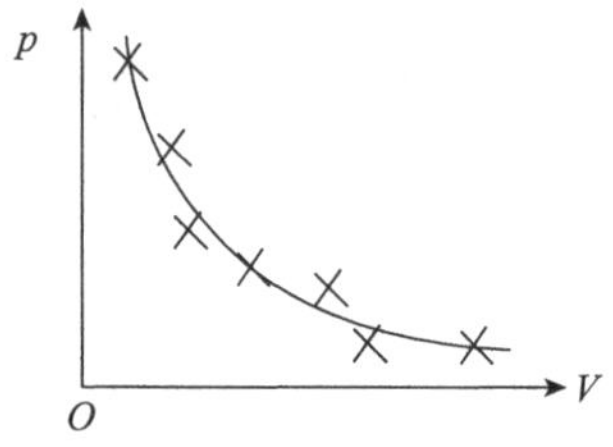

图 1-3-2 $p-V$ 图

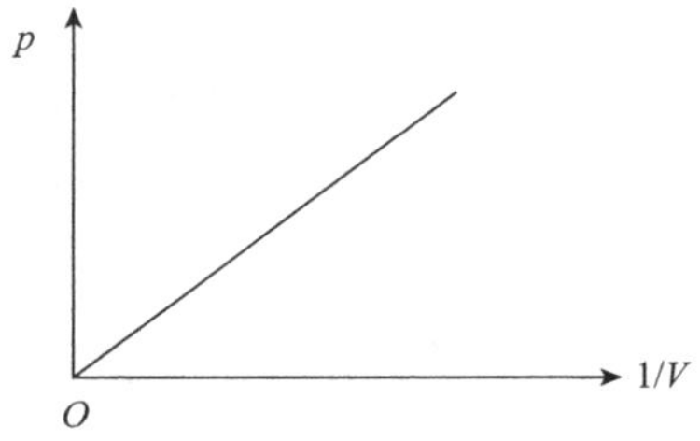

图 1-3-3 $p-\frac{1}{V}$ 图

1.4 实验报告要求及范例

1.4.1 实验报告要求

每次实验，每个人必须写一份实验报告，将实验的结果完整且真实地表达出来. 写实验报告时要求字迹清楚，图表规矩，结果真实，讨论认真. 实验报告通常应包括实验名称、实验目的、实验器材、实验原理、实验步骤、实验数据及结果、误差分析、注意事项、思考题几部分. 实验器材应包括设备的名称、数量、型号；实验原理是通过自己的理解和认识简要地介绍实验所采用的理论知识；实验数据均需记录在最醒目而又简洁的表格中，必须为原始数据，即实验过程中现场记录的数据，并确保真实有效，表格的形式随实验要求而异. 表格中应包括直接测得量及单位、间接测得量的计算公式和计算结果及单位. 若计算中需要某些常数，如水的黏滞系数、物质折射率等，也应将这些量置于表格中适当位置；实验数据及结果是通过对原始数据的分析和计算，得到有用的实验数据，同时得出相关结论；误差分析主要是讨论找出影响实验结果的主要原因，从而采取适当的措施以减小误差. 表达实验结果时，一般包括三部分，即结果的测量值 $\overline{L}$、绝对误差 ΔL 和相对误差 E_r，综合起来可以写为 $L=\overline{L}\pm\Delta L$、$E_r=\frac{\Delta L}{\overline{L}}\times 100\%$；思考题及讨论通过独立思考和小组讨论，完成教材中的思考题；同时可以记录自己的实验心得、实验过程中观察到的异常现象及其可能的解释以及对实验的改进意见等内容.

1.4.2　实验报告范例

医学物理学实验报告

_________学院_________级_________专业、姓名_________学号_________

日期_________实验地点_________台号_________天气_________同组人_________

实验名称：

实验目的：

实验器材：

实验原理：

实验步骤：

实验数据及结果：

误差分析：

注意事项：

思考题：

第二章　医学物理学实验

实验 2.1　长度测量仪器的使用

实验性质： 操作性实验

实验学时： 3 学时

分组人数： 2～4 人

长度是基本物理量. 在医学领域中，许多诊断和治疗仪器指示标度都是按照一定长度来划分的，因此，长度测量在医学中有很重要的应用. 例如，体温计、血压计的测量；人体电信号通过心电图机做出的心电图波形的高低、间距的测量；医疗仪器上电流或电压表的测量；形态学和医学影像学的诊断和研究中细胞、组织、器官等形状大小的测量等. 这些都是根据仪器上某一指标在标尺上的位置来测量的. 总之，医学中所涉及的测量很多可归结为长度的测量. 由此可见，长度的测量是一切测量的基础，也是最基本的物理测量之一.

(一) 实验目的

(1) 了解游标卡尺、螺旋测微器和读数显微镜的原理.

(2) 学会正确使用游标卡尺、螺旋测微器和读数显微镜.

(二) 实验器材

游标卡尺、螺旋测微器、读数显微镜、铝圆柱体、钢球、生物组织切片(或头发).

游 标 卡 尺

1) 游标卡尺的原理

一般米尺的最小分度为毫米，如果用它来测量物体的长度，只能准确到毫米，毫米以下的数字就得估读，但估读的数字是不准确的. 如果在主尺上附一个可以滑动的游尺，利用游尺便能读出毫米以下的数值，使测量结果更精确.

如图 2-1-1 所示，以 10 分度的游标为例，10 个游标分度的总长刚好与主尺上 9 个最小分度的总长相等，即等于 9mm. 这样每个游标分度的长度是 0.9mm，每个游标分度比主尺的最小分度短 0.1mm. 当游标对准主尺上的某一位置时，毫米以上的整数部分 y 由主尺读出. 在图 2-1-1 中，y=21mm. 读毫米以下的小数部分 Δx 时，应细心寻找游标上的哪一根刻线与主尺上的刻线对得最齐. 如图 2-1-1 所示，可以看到是游标上的第 6 根线与主尺上的刻度线对得最齐. 要读的 Δx 就是 6 个主尺分度与 6 个游标分度之差. 因为主尺的 6 个分度的总长是 6mm，6 个游标分度的总长是 6×0.9mm，所以

$$\Delta x = 6\text{mm} - (6\times0.9)\text{mm} = 6\times(1-0.9)\text{mm} = 6\times0.1\text{mm} = 0.6\text{mm}$$

同理，如果游标上第二条刻线对齐，那么 $\Delta x = 2\times0.1$mm=0.2mm. 以此类推，当游标尺上第 k 条刻线与主尺某一刻线对得最齐时，$\Delta x = k\times0.1$mm. 这就是 10 分度游标的读法.

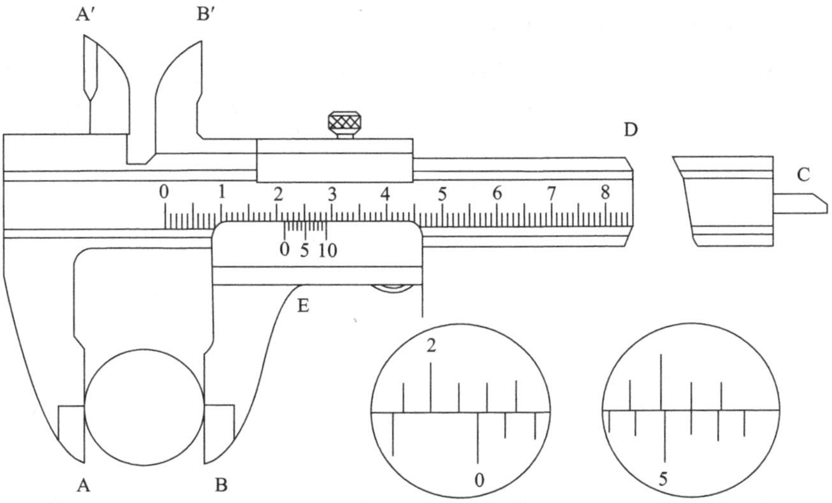

图 2-1-1　游标卡尺

为了提高读数的精确度，很多测量仪器采用了游标装置. 例如，使用焦利秤测水的表面张力系数实验，游标分度 n=10；光学实验中，分光计上的游标分度 n=30 等. 常用游标卡尺的分度数有 10、20、50 等，它们的原理和读法相同.

设 a 代表主尺上的最小分度的长度，n 代表游标的分度，并且取 n 个游标分度与主尺上 $(n-1)$ 个最小分度的总长相等，则每个游标分度长度

$$b=\frac{n-1}{n}a \tag{2-1-1}$$

这样，主尺最小分度与游标分度的长度差值为

$$a-b=a-\frac{n-1}{n}a=\frac{a}{n} \tag{2-1-2}$$

这个差值刚好就是主尺的最小分度的长度除以游标分度数，即是游标尺的分度值，此值刻在主尺钳口处.

在测量时，如果游标第 k 条刻线与主尺上的刻线对齐，那么游标零线与主尺上左边的相邻刻线的距离就是

$$\Delta x=k\frac{a}{n} \tag{2-1-3}$$

根据上面的原理，对任何一种游标，只要弄清了它的分度值，就可以直接利用它来读数.

用游标尺测量长度的普遍表达式为

$$l=y+\Delta x \tag{2-1-4}$$

$$l=y+k\frac{a}{n} \tag{2-1-5}$$

其中，y 是从游标的“0”线所处的位置读出主尺上的整毫米数，k 是游标的第 k 条刻线与主尺某一条刻线对齐的数，a 与 n 的比值就是游标尺的分度值.

如图 2-1-2 所示，游标是 50 分度的标尺中，主尺上最小分度的长度 a=1mm，a 与 n 的比值

为 0.02mm，即此游标的分度值为 0.02mm. 由图可见，根据式(2-1-5)，y=21mm，k=24，l=21mm+24×0.02mm=21.48mm. 注意，游标上刻有 0，1，2，…，9，是为了便于读数，分别代表 0.00mm，0.10mm，0.20mm，…，0.90mm. 游标的读数应记录到它的百分位，没有估读.

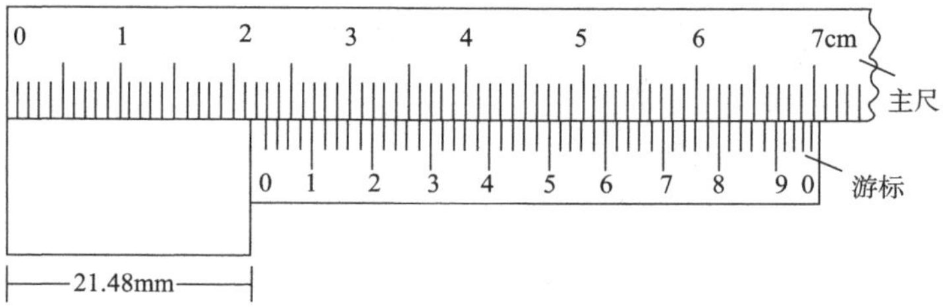

图 2-1-2 游标卡尺读数

2) 游标卡尺的构造及使用

游标卡尺的外形如图 2-1-3 所示，它用来测量物体的长、宽、高、深和内、外直径，测量的准确度至少可达 0.1mm.

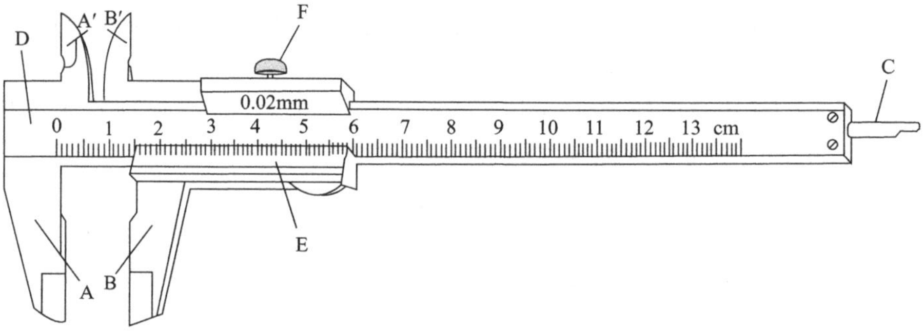

图 2-1-3 游标卡尺构造示意图

游标卡尺由两部分构成，与量爪 A、A′相连的是主尺 D；与量爪 B、B′和深度尺 C 相连的是游标尺 E，游标尺可紧贴主尺滑动. A、B 钳口(也叫外卡)用来测量厚度和外径，量爪 A′、B′用来测量内径，深度尺 C 用来测量容器的深度. 它们的数值都是由游标的 0 刻线与主尺的 0 刻线之间的距离表示出来的. F 是固定螺钉.

3) 游标卡尺使用注意事项

(1) 用游标卡尺测量之前，首先应将 F 固定螺钉拧松，把量爪 A、B 合拢，检查游标尺的 0 线是否与主尺的 0 线对齐. 如果不对齐，应记下零点读数，加以修正，即待测量 $l = l_1 - l_0$，l_1 为未作零点修正前的读数，l_0 为零点读数. l_0 可以是正值，也可以是负值.

(2) 需要提醒的是，在使用各种测量仪器时，一般都要注意校准零点或作零点修正.

(3) 使用游标卡尺时，要特别注意保护量爪不被磨损. 使用时轻轻把物体卡住就可以读数，不允许用来测量粗糙的物体，并禁止把被夹紧的物体在卡口内移动.

(4) 用完后应立即放回保护装置内，并特别注意防潮.

螺旋测微器

1) 螺旋测微器原理和结构

螺旋测微器是比游标卡尺更精密的长度测量仪器，也称千分尺. 如图 2-1-4 所示，它的量程是 25mm，分度值是 0.01mm. 常用它来测量小球的直径、金属丝的直径和薄板的厚度等，其精确度至少可达 0.01mm.

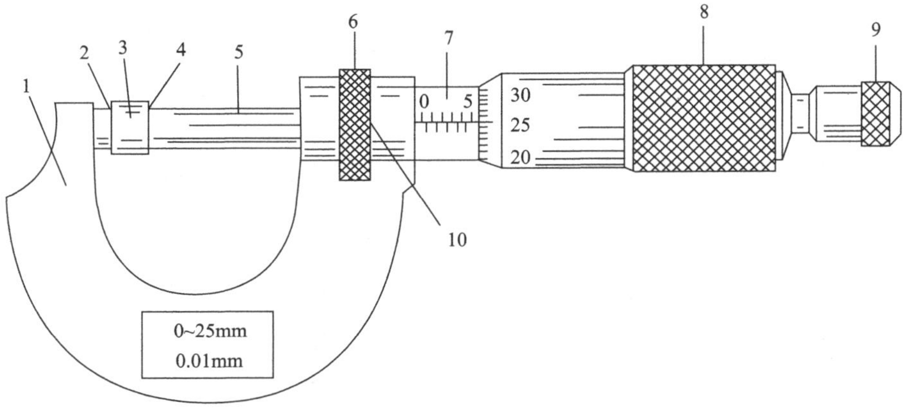

图 2-1-4　螺旋测微器

1. 尺架；2. 测砧测量面 A；3. 待测物体；4. 螺杆测量面 B；5. 测微螺杆；6. 锁紧装置；7. 固定套管；8. 微分筒；9. 测力装置；10. 螺母套管

螺旋测微器结构的主要部分是一个微动螺旋杆，螺距是 0.5mm. 因此，当螺旋杆旋转一周时，它沿轴线方向只前进 0.5mm. 在固定套管上有一横线，上下有两排互相交错的刻度，上下相邻两刻线的距离为 0.5mm. 螺旋杆是与螺旋柄连着的，在柄上附有沿圆周的刻度，称为微分筒，共有 50 个等分格. 当螺旋杆沿轴线方向前进 1/50 螺旋距离(即 0.01mm)时，螺旋柄上的刻度转过一分格，这就是所谓的机械放大原理.

测量物体长度时，应轻轻转动螺旋柄后端带有测力装置的棘轮旋柄，推动螺旋杆，把待测物体刚好夹住.读数时可以从固定套管的标尺上读出整格数(每格 0.5mm). 0.5mm 以下的读数则由螺旋柄圆周上的刻度读出，估读到 0.001mm(千分位)这一位上. 螺旋柄上的刻度线正好与固定套管中心横线对齐时，千分位可估读为零. 如图 2-1-5 所示，其读数为 5.650mm. 否则，千分位可估读 1 到 9 之间的适当值. 如图 2-1-6 所示，其读数为 9.203mm 或 9.204mm.

2) 螺旋测微器使用注意事项

(1) 测量前应检查零点读数. 零点读数就是图 2-1-4 中，当测量面 A、B 刚好接触时标尺上和微分筒上的读数. 如果零点读数不为零(0.000mm)，就应该将该读数值记下来，测量时，测出的读数应减去零点读数.

被测物体的长度值 L 等于读数 X 减去零点读数 α，即 $L=X-\alpha$. 如图 2-1-7 所示，零点读数 α 的正负取决于分度帽 E 上的零线在 D 尺横线上，还是横线下. 若分度帽 E 上的零线在 D 尺横线上，则 α 为负值，并且值为此标度的读数减去 50. 如图 2-1-7(a)所示，$\alpha=-0.04$mm. 若分度帽 E 上的零线在 D 尺横线下，则 α 为正值，并且 α 值就是此标度的读数. 如图 2-1-7(b)所示，$\alpha=0.04$mm.

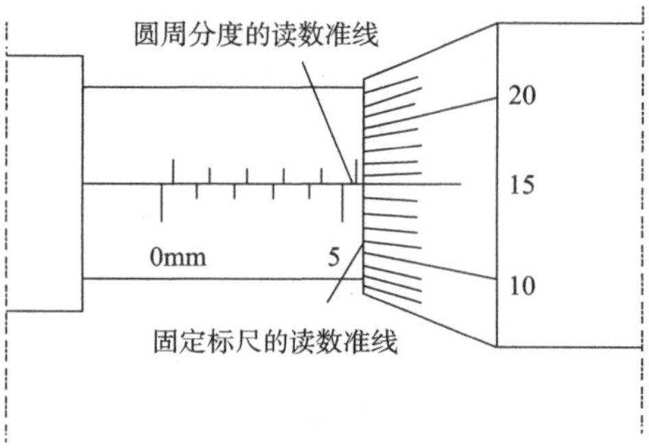

图 2-1-5 螺旋测微器读数

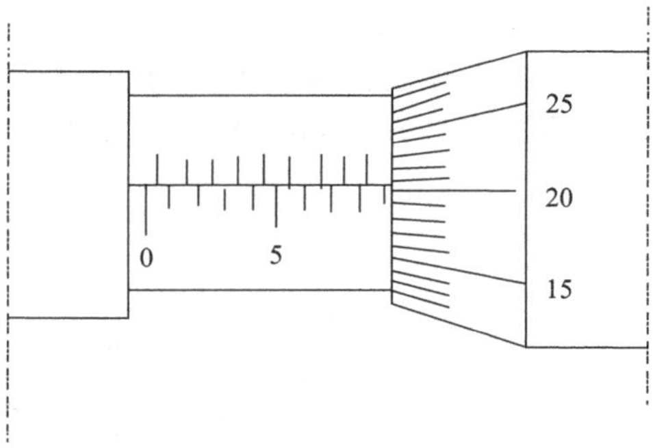

图 2-1-6 螺旋测微器读数

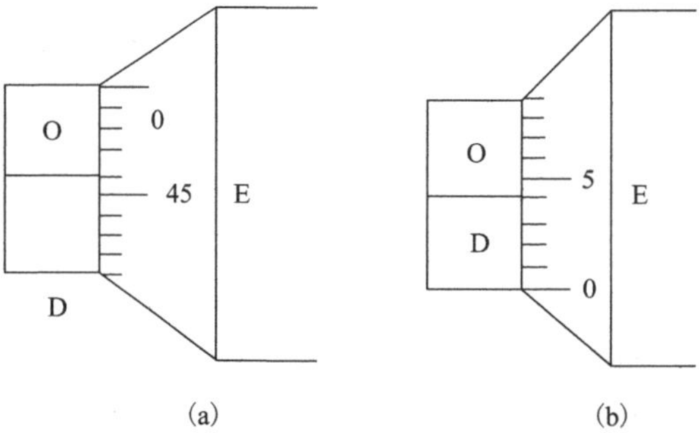

图 2-1-7 零点读数

(2)测量面 A、B 和被测物体间的接触压力应当微小. 因此，旋转微分筒时，当 A、B 面和被测物体快接触时，必须利用测力装置，即螺旋柄后端的棘轮旋柄，它是靠摩擦带动微分筒的，当测量杆接触物体时，会自动打滑，进而避免 A、B 面被损坏.

(3)测量完毕后，应使测量面 A、B 间留出一定空隙，以避免因热膨胀而损坏螺纹.

读数显微镜

1)读数显微镜原理和结构

一般显微镜只能有放大物体的作用，不能测量物体的大小. 如果在显微镜的目镜中装上十字叉丝，并把镜筒固定在可以左右移动的装置上，该装置移动的距离由螺旋测微器和游标尺读出来，这样改装的显微镜称为读数显微镜. 它主要用来精确测量微小的或不能用夹持量具来测量的物体的尺寸，如毛细管的内径、金属杆的线膨胀量、微小钢球的直径等. 测量的精确度一般在 0.01mm.

读数显微镜是由一台低倍显微镜和一根可以缓慢推动镜筒移动的螺旋杆组成. 根据螺旋测微器的原理，量出镜筒移动的微小距离，构造如图 2-1-8 所示. 它与普通显微镜不同的是，读数显微镜有一根很均匀的丝杆及固定在丝杆上的刻度转盘. 旋转转盘时，显微镜的镜筒便随着螺旋杆移动. 每旋转一周，镜筒就移动1mm 的螺距. 镜筒移动的整数部分，可以由台架上的直尺读出，测量范围横向（0～50mm），纵向（0～15mm），最小刻度为毫米，小数部分可由转盘上的刻度读出(转盘上有 100 个等分格)，最小值估读到 1/1000mm. 显微镜放大倍数为 30 倍.

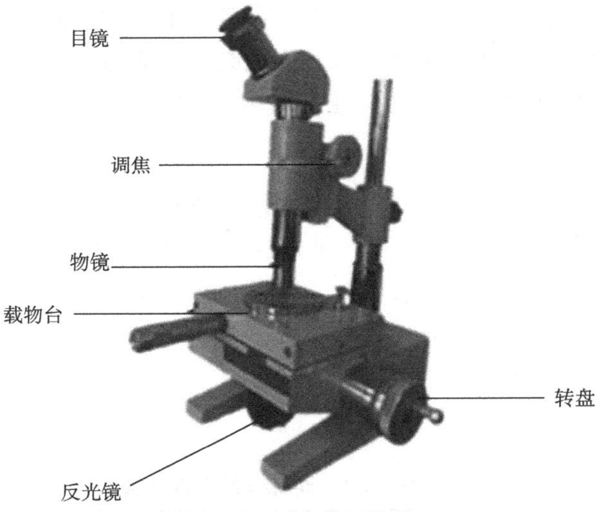

图 2-1-8　读数显微镜

2）读数显微镜使用方法

（1）调节反光镜，使视野明亮. 然后，将被测物体置于平台上，调节显微镜的焦距，直到可以看到被测物体.

（2）移动被测物体，使它在显微镜视野的中央. 再次调节显微镜焦距，直到被测物体呈现出清晰的像.

（3）旋转转盘，观察像是否处处都很清晰. 若逐渐模糊，则表示台架和载物台不平行. 经调节平行后，像在各处都应同样清晰.

（4）试旋转转盘，使叉丝的交点正好通过被测物体的像.

（5）旋转转盘，使叉丝的交点移到像的一侧远离一段距离处，如图 2-1-9（a）所示. 然后，反向旋转转盘，把叉丝的交点移到被测物体长度的起点上，如图 2-1-9（b）所示，记录显微镜的位置 S_1（例如，直尺读数在 33～34mm，转盘上的读数是 62.5，则此位置的数值应为 33.625mm）. 继续沿相同的方向旋转转盘（不可反向旋转转盘，理由见注意事项），直至叉丝的交点正好落在被测物体的终点，如图 2-1-9（c）所示，读出此时显微镜的位置 S_2，则 $S_2 - S_1$ 的绝对值即等于被测物体的长度.

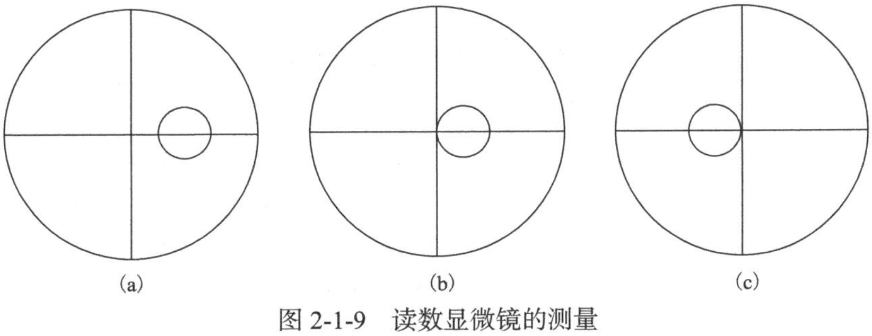

图 2-1-9　读数显微镜的测量

3）读数显微镜使用注意事项

（1）使用读数显微镜测量长度时，应使转盘始终向一个方向旋转. 因为普通的螺旋丝杆和丝母之间并不能完全紧密接触，所以反向旋转时，转盘虽然转过一个小角度，但并没有推动镜筒移动.

(2)在调节焦距时，要使镜筒由下往上移动，以免往下移动过低时，压碎镜片或物体.
(3)目镜和物镜不准用手或其他东西乱擦，以免磨损和沾污.
(4)测量时，只需旋转转盘，不要去动镜筒或其他部分.

(三)实验内容

(1)用游标卡尺测铝柱的高和外直径各3次，每次要改变测量部位，然后计算圆柱体的体积.
(2)用螺旋测微器测量钢球的直径3次，然后计算钢球的体积.
(3)用读数显微镜测量微血管的直径3次，然后计算其直径.
(4)根据测量的数值填写表格.
(5)对实验结果进行误差分析.

(四)实验结果

表 2-1-1　游标卡尺零点读数

名称 / 次数	零点读数 l_0 /mm
1	
2	
3	
平均值	

表 2-1-2　游标卡尺测圆柱体体积数据表

名称 / 次数	高/ mm		外直径/ mm		体积/mm^3
	测量值 l_1	修正值 l	测量值 l_1	修正值 l	
1					
2					
3					
平均值					

表 2-1-3　螺旋测微器零点读数

名称 / 次数	零点读数 α /mm
1	
2	
3	
平均值	

表 2-1-4　螺旋测微器测钢球体积数据表

次数＼名称	直径/ mm		体积/mm³
	测量值 x / mm	修正值 l/ mm	
1			
2			
3			
平均值			

表 2-1-5　读数显微镜测微血管直径数据表

次数＼名称	起点读数 S_1 / mm	终点读数 S_2 / mm	直径/mm
1			
2			
3			
平均值			

(五) 思考题

(1) 若用游标卡尺测容器深度如何测量？应注意哪些事项？

(2) 螺旋测微器测钢球直径时，如何确定测的是钢球的直径？

(3) 读数显微镜不同于其他显微镜的特点主要是什么？

思考题答案

(1) 先读出游标卡尺的零点读数，然后用深度尺伸入容器内测出深度值(读法参见游标卡尺原理中数值读法). 把测出的深度值减去零点读数，得出修正值，即为容器实际深度值. 测深度时应注意尽量保证深度尺垂直于容器底面.

(2) 改变不同部位多测几次，求平均值，并且每次测量时尽量做到测量面的中心与钢球的外表面接触.

(3) 读数显微镜的特点主要是在放大物体的基础上可测量物体的大小，且精确度为 0.01mm. 而其他显微镜仅用于放大物体，不能测量.

实验 2.2 液体黏滞系数的测定

实验性质： 分析性实验

实验学时： 3 学时

分组人数： 2～4 人

在稳定流动的液体中，各层液体的流速不同，相邻两层之间存在内摩擦力，也称黏滞力. 液体的这一性质称为黏滞性.

根据牛顿黏滞定律，黏滞力 F 的大小与所取液层的面积 S 和液层间的速率空间变化率 $\frac{dv}{dx}$ 的乘积成正比，即

$$f = \eta s \frac{dv}{dx} \tag{2-2-1}$$

式中，比例系数 η 称为液体的黏滞系数，也称黏度. 它取决于液体的性质和温度.

学习黏滞系数的测量，对医学院校的学生非常重要. 血液黏滞系数的异常，预示着一系列的病理变化. 因此，测量血液的黏滞系数，对临床诊断、临床治疗有着重要的意义.

本实验介绍采用毛细管黏度计测量液体的黏滞系数的方法.

(一) 实验目的

(1) 了解泊肃叶公式的具体应用.

(2) 学习用毛细管黏度计测量液体的黏滞系数.

(二) 实验器材

黏度计、支架、吸耳球、移液管、水槽、温度计、秒表、甘油、蒸馏水.

(三) 实验原理

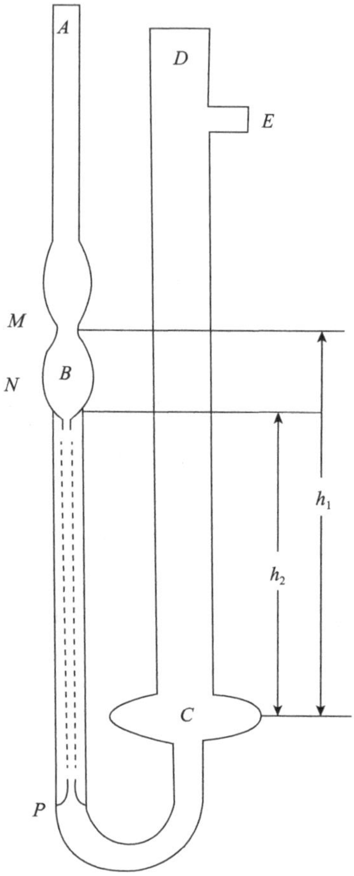

图 2-2-1 黏度计示意图

首先介绍一下毛细管黏度计的构造，如图 2-2-1 所示，AD 为 U 形管，B 和 C 为两玻璃泡，在 B 泡上、下各刻一条线 M 和 N，NP 为一毛细管.

设黏滞系数为 η 的液体，从长为 L，半径为 r 的毛细管 (即 NP 段) 中流出，令管两端的压强差为 Δp，经过 t 秒后从管中流出液体的体积为 V. 根据泊肃叶公式，管中的流量

$$Q = \pi r^4 \frac{\Delta p}{8\eta L} \tag{2-2-2}$$

得到

$$V = \pi r^4 \frac{\Delta p \cdot t}{8\eta L} \tag{2-2-3}$$

如果取两种液体(分别用下角标0和1区分)，使从相同的毛细管流出相同的体积，由式(2-2-3)可得

$$V = \pi r^4 \frac{\overline{\Delta p_0} \cdot t_0}{8\eta_0 L}$$

$$V = \pi r^4 \frac{\overline{\Delta p_1} \cdot t_1}{8\eta_1 L}$$

两式相除得

$$1 = \frac{\eta_0}{\eta_1} \frac{\overline{\Delta p_1} \cdot t_1}{\overline{\Delta p_0} \cdot t_0}$$

进而得到

$$\eta_1 = \eta_0 \frac{\overline{\Delta p_1} \cdot t_1}{\overline{\Delta p_0} \cdot t_0} \tag{2-2-4}$$

在黏度计中，Δp 是由玻璃泡和 B 玻璃泡 C 中两个液面的高度差而产生的，在流动过程中是变化的. 当开始计时时，$\Delta p = h_1 \rho g$，当停止计时时，$\Delta p = h_2 \rho g$，这样上式中的压强差实为平均值，即

$$\overline{\Delta p_0} = \frac{h_1 + h_2}{2} \rho_0 g$$

$$\overline{\Delta p_1} = \frac{h_1 + h_2}{2} \rho_1 g$$

因为两种液体取相同的体积，所以它们的高度差是一样的. 上两式相比有

$$\frac{\overline{\Delta p_0}}{\overline{\Delta p_1}} = \frac{\rho_0}{\rho_1} \tag{2-2-5}$$

将式(2-2-5)代入式(2-2-4)得

$$\eta_1 = \eta_0 \frac{\rho_1 \cdot t_1}{\rho_0 \cdot t_0} \tag{2-2-6}$$

此处，ρ_0，ρ_1 分别为两种液体的密度，t_0，t_1 分别为两种体积相同(同为 B 泡容积)的液体流过同一毛细管所需要的时间.

(四)实验步骤

(1)将黏度计用蒸馏水洗净，然后垂直地固定在支架上，放入水槽中，并使水槽水面高于 M 刻线，记下水槽温度.

(2)用移液管将一定体积的蒸馏水(约 7mL)，从 D 端注入 C 泡，然后用一手指堵住管口 D，同时用吸耳球由开口 E 往管内打气，将液体压入 B 泡，直到液面超过 M 线. 然后放开手指，注意观察液体的流动，当液面到达 M 线时，用秒表计时，到达刻度线 N 时结束计时，测量三次，记录每次数据，填入表 2-2-1 中，并求出三次所用的平均时间.

(3)倒掉蒸馏水，取同样体积的甘油，重复实验步骤(2)，记录每次数据，填入表 2-2-1 中，求出平均时间.

(4) 从表 2-2-2 中查到此温度下蒸馏水的黏滞系数η_0，蒸馏水的密度ρ_0及 7%甘油的密度ρ_1（见表 2-2-1），将这些数据代入式(2-2-6)，计算出被测液体的黏滞系数.

(五) 注意事项

黏度计为玻璃仪器，容易损坏. 操作时应拿黏度计粗管一端，切忌两管一起握，也不要把手指插入两管中间，防止 U 形管从底部折断. 每次换装样品，移液管和黏度计必须清洗干净.

表 2-2-1　甘油黏滞系数的测定

液体类别	蒸馏水			待测液体(7%甘油)		
流出时间	1	2	3	1	2	3
	平均时间 $t_0=$			平均时间 $t_1=$		
温度	$T=$　　(℃)			$T=$　　(℃)		
密度	$\rho_0=1\ \text{g}/\text{cm}^3$			$\rho_1=1.03\ \text{g}/\text{cm}^3$		
黏滞系数	$\eta_0=$　　(查表)			$\eta_1=$		

表 2-2-2　不同温度下水的黏滞系数

温度 / ℃	η / P	温度 / ℃	η / P	温度 / ℃	η / P
5	1.52×10^{-2}	13	1.20×10^{-2}	21	0.99×10^{-2}
6	1.47×10^{-2}	14	1.17×10^{-2}	22	0.956×10^{-2}
7	1.43×10^{-2}	15	1.14×10^{-2}	23	0.936×10^{-2}
8	1.39×10^{-2}	16	1.11×10^{-2}	24	0.914×10^{-2}
9	1.34×10^{-2}	17	1.10×10^{-2}	25	0.894×10^{-2}
10	1.31×10^{-2}	18	1.06×10^{-2}	26	0.874×10^{-2}
11	1.27×10^{-2}	19	1.03×10^{-2}	27	0.855×10^{-2}
12	1.24×10^{-2}	20	1.00×10^{-2}	28	0.83×10^{-2}

测定时温度 $T=$____(℃)；水的密度$\rho_0=$____(g / cm^3)；甘油的密度$\rho_1=$____(g / cm^3)；水的黏滞系数$\eta=$____(P).

(六) 思考题

(1) 用式(2-2-6)求 η，需要哪些必要条件？

(2) 分析测量误差的主要来源.

(3) 为什么注入到黏度计中液体的量在 7mL 左右？

思考题答案

(1) ①注入到黏度计中的两种液体的体积相同.

②注入到黏度计中液体的量，需保证在测量的过程中，一侧的液面始终保持在 C 中.

(2) ①黏度计清洗不净.

②在水槽中测量，观察刻度线计时有误差.

(3) 这个量可以保证在测量的过程中，一侧的液面始终保持在 C 中.

实验 2.3　液体表面张力系数的测定

实验性质：操作性实验

实验学时：3 学时

分组人数：2～4 人

液体具有尽量缩小其表面的趋势，好像液体的表面是一张拉紧了的橡皮膜一样，我们把这种沿着液体表面，收缩液面的力称为液体的表面张力. 利用它可以说明物质处于液体状态所特有的许多现象，如泡沫的形成、润湿和不润湿现象、毛细现象、血管中气体的栓塞等.

测定表面张力系数的方法很多，如拉脱法、毛细管升高法和液滴测重法等. 本次实验介绍拉脱法和毛细管升高法.

拉脱法为直接测定法，通常采用物体的弹性形变(伸长或扭转)来测量力的大小.

毛细管升高法是间接测量法，适用于所有的液体，而且理论简单，缺点较少，其关键是要精确测量毛细管的直径.

方法一　拉脱法测量液体的表面张力系数

(一)实验目的

(1)掌握用焦利秤测量微小力的原理和方法.

(2)掌握用拉脱法测量液体表面张力系数的方法.

(二)实验器材

焦利秤、微力弹簧、砝码、天平、温度计、U 形金属丝、烧杯、蒸馏水.

(三)实验原理

液体表面层(其厚度等于分子的作用半径，约为 10^{-10} m)内的分子所处的环境跟液体内部的分子不同. 液体内部每一个分子周围都被同类的其他分子所包围，受到周围分子的合力为零. 由于液面上方的气相层的分子数很少，分子间距大，表面层内每一个分子受到的向上的引力比向下的引力小，合力垂直于液面并指向液体内部. 所以，分子有从液面挤入液体内部的倾向，并使得液体表面自然收缩，直到处于动态平衡，即在同一时间内脱离液面挤入液体内部的分子数跟因热运动而达到液面的分子数相等时为止.

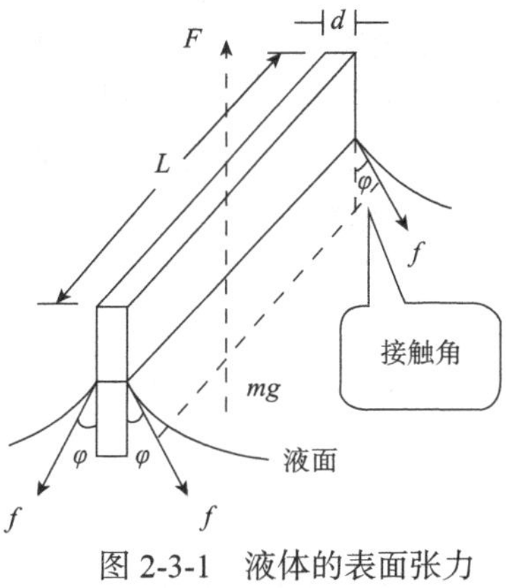

图 2-3-1　液体的表面张力

如果在液体中浸入一块玻璃片，则其附近的液面将呈现出如图 2-3-1 所示的形状，注意，这是对润湿液体而言. 由于液面收缩而产生的沿着切线方向的力 f 称为表面张力，角 φ 称为接触角. 当缓缓拉出玻璃片时，接触角 φ 逐渐减小而趋近于零，因此 f 的方向垂直向下. 玻璃片在脱离液面前各力的平衡条件为

$$F = mg + f \tag{2-3-1}$$

其中，F 是将玻璃片拉出液面时所施加的外力，mg 为玻璃片和它所附着液体的总重力. 表面张

力 f 与接触面周界长 $2(L+d)$ 成正比，则 $f=2\alpha(L+d)$，式中比例系数 α 称为表面张力系数. 数值上等于作用在液体表面单位长度上的力. 将 f 的值代入式(2-3-1)中，可得

$$\alpha=\frac{F-mg}{2(L+d)} \tag{2-3-2}$$

α 的单位为 N/m . 表面张力系数与液体的种类、纯度、温度和上方的气体组成有关.只要上述这些条件保持一定，α 就是一个常量.

(四)装置介绍

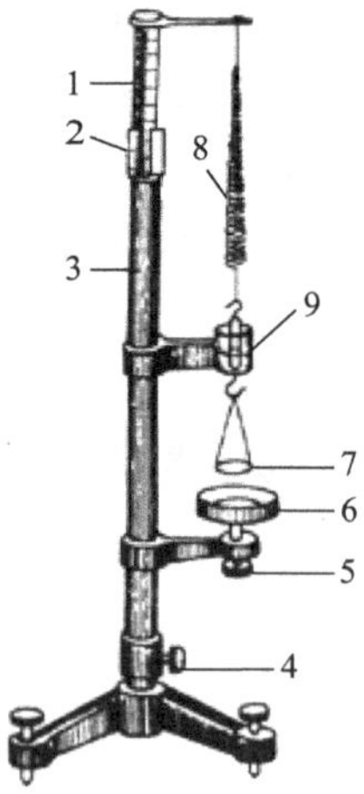

图 2-3-2　焦利秤示意图

1. 米尺；2. 游标；3. 立柱；4. 旋钮；5. 螺旋；6. 平台；7. 砝码盘；8. 弹簧；9. 指标杆

如图 2-3-2 所示，焦利秤实际上是一个精细的弹簧秤，常用于测量微小的力. 在直立的可上下移动的金属杆的横梁上悬一根细弹簧，弹簧下端挂一有水平刻线的指标杆；指标杆下端有一小钩，可用来悬挂砝码盘或金属环. 米尺的金属杆套在金属空管内，空管内附有游标和可移动的平台. 转动旋钮 4 可使金属杆上下移动，因而也就调节了弹簧的升降. 弹簧上升或下降的距离由金属杆上的主尺和游标来确定. 必须注意有些焦利秤安装有固定主尺，随金属杆升降螺丝，使用时要将其拧松，否则会损坏仪器.

在测量时，应将指标杆的水平刻线和附在金属空管上的小镜子表面的刻线对齐，即要求指标杆的刻线、小平面镜表面的刻线和指标杆刻线在小镜子中的像重合. 用这种方法可以保证弹簧下端的位置总是固定的，而弹簧的伸长量 ΔL 与所加外力 F 成正比，即 $F=k\Delta L$，式中 k 是弹簧的劲度系数. 对于一个特定的弹簧，k 的值是一定的. 如果我们将已知重量的砝码加在砝码盘中，测出弹簧的伸长量，由上式即可计算该弹簧的 k 值. 这一步骤称为焦利秤的校准. 焦利秤校准后，只要测出弹簧的伸长量，就可算出作用在弹簧上的外力 F.

(五)实验步骤

(1)按照图 2-3-2 挂好弹簧、指标杆和砝码盘. 调节底座上的螺丝，使指标杆处于垂直位置. 转动升降旋钮 4(如有主尺固定螺丝，必须将其拧松)，使指标杆上的水平刻线、镜面的刻线和水平刻线在镜子内的像线三者对齐(以下简称三线对齐)，读出游标零线所对应的米尺上的读数 L_0 .

(2)依次将实验室给定的砝码分别加在弹簧下方的砝码盘内，转动升降旋钮，重新调到三线对齐，分别记下游标零线所对应的米尺上的读数 L_1、L_2、L_3、L_4、L_5. 用逐差法求弹簧的劲度系数，即第一次加 m 重的砝码，第二次加 $2m$ 重的砝码，第三次加 $3m$ 重的砝码，…，第 n 次加 nm 重的砝码，对应读数分别为 L_n . 本实验 n 取 5，则

$$k_1=\frac{3mg}{L_3-L_0}, \qquad k_2=\frac{3mg}{L_4-L_1}, \qquad k_3=\frac{3mg}{L_5-L_2}$$

因各种弹簧最大负荷由表 2-3-1 给出，所以 m 的取值最好为毫克量级，这样更接近表面张力的数量级，同时也防止弹簧发生非弹性形变.

通过上面的测量和计算，可算出劲度系数的平均值

$$k=\frac{k_1+k_2+k_3}{3} \tag{2-3-3}$$

表 2-3-1　微力弹簧最大负荷表

弹簧形状	磷铜丝直径/mm	最大负荷/g
柱形	0.5	20
锥形	0.45	10
锥形	0.6	20

(3)将 U 形丝用酒精仔细擦洗，然后用蒸馏水冲洗，挂在指标杆或指标镜下端的小钩上.

(4)转动平台的螺旋，使平台处于升高的位置，并同时调节平台的粗固定螺丝或指标镜的高度，以及升降旋钮，使三线对齐，同时 U 形丝横梁浸没于水面下. 记下游标零线所指示的米尺读数 S_0.

(5)转动平台下端的螺旋，使烧杯随平台缓缓下降. 当横梁拉出液平面时，U 形丝带起水膜，如图 2-3-3 所示.因表面张力作用在横梁上，使弹簧受到向下的力 $F=2\alpha L\cos\varphi$，L 是横梁长度，图中的 φ 是接触角. 所以导致弹簧伸长，指标杆上的水平刻线也随之下降. 这时，需重新调节升降旋钮，使三线对齐.

再使平台下降一点，重复上述调节，在整个过程中尽量保持三线对齐，直到拉脱为止. 记下此时游标零线所指示的米尺读数 S，可以得出弹簧的伸长量$(S-S_0)$.

(6)重复步骤(4)和(5)五次，算出弹簧的平均伸长$(S-S_0)$及其误差. 若忽略 U 形丝的质量和直径，则表面张力系数α可由下式得出：

$$\alpha=\frac{k(S-S_0)}{2L} \tag{2-3-4}$$

(7)记录实验前后的室温，以其平均值作为液体的温度. 测出 U 形丝横梁的长度 L.

将所测数据填入表 2-3-2、表 2-3-3、表 2-3-4，并对测量结果进行误差分析.

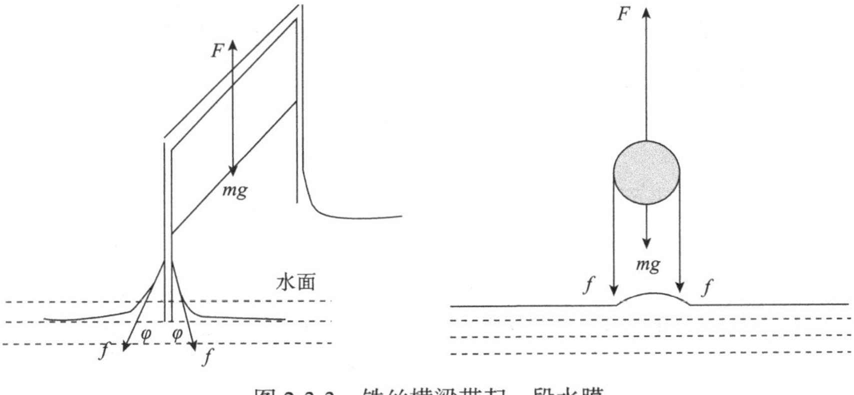

图 2-3-3　铁丝横梁带起一段水膜

表 2-3-2　测劲度系数弹簧伸长量

质量	0	m	$2m$	$3m$	$4m$	$5m$
	0					
长度	L_0	L_1	L_2	L_3	L_4	L_5

表 2-3-3　劲度系数的计算

k_1	k_2	k_3
k		

表 2-3-4　测表面张力弹簧伸长量

	1	2	3	4	5
$(S-S_0)$					
$\overline{(S-S_0)}$					

(六)注意事项

(1)实验时不得使弹簧负荷超过规定值，以免超过弹性限度，产生残余形变.

(2)被测液体必须保持洁净，如含有杂质(尤其是液体表面)将改变表面张力，液体应在刚开始做实验时，从容器中取出.

(3)测量表面张力时，动作必须很缓慢，特别是液膜要破裂时，要更加小心.

(七)思考题

(1)测水的表面张力系数，为什么必须用干净的蒸馏水?

(2)在测量中，焦利秤指标杆或指标镜为什么要调节到三线对齐?

(3)在测量液体表面张力时，为什么总是先降低平台?

思考题答案

(1)含有杂质将改变表面张力，从而影响表面张力系数测定.

(2)水的表面张力近似为液膜破裂瞬间的拉力，保持三线对齐是为了能使液膜破裂瞬间近似为三线对齐，从而得到水膜破裂时的精准拉力，准确测出该拉力的大小，减少实验误差.

(3)先降低平台是为了使U形丝接近液体表面，避免游标尺长度不够.

方法二　毛细管升高法测液体表面张力系数

(一)实验目的

(1)掌握毛细管升高法测液体表面张力系数的原理和方法.
(2)学习用读数显微镜测微小长度.

(二)实验器材

(1)玻璃毛细管：内径在 0.1～0.2mm，长度约 20 cm 的玻璃管 5 支，洗净待用.
(2)玻璃容器：直径 6cm 的烧杯，供装液体用.
(3)容器台：其高度与读数显微镜相配，以便测量液柱高度 h.
(4)读数显微镜：其结构和用法参阅实验 2.1.
(5)支架(悬挂玻璃毛细管用)，吊线重锤(调节毛细管与地面垂直)，温度计(测液体温度).

(三)实验原理

任何液体的表面都受到表面张力的作用. 如果液面是水平的，则表面张力也是水平的；如果液面是曲面，则表面张力沿着跟液面相切的方向，如果弯曲的液面对液体内部施以附加的压强. 在凸面的情况下，这个附加压强为负，把一根毛细管插入液体中，如果液体不能润湿管壁(如玻璃毛细管插入水银中)，则液面呈凸球面形，管中液面将低于水银容器中的液面. 本实验研究玻璃毛细管插在水中的情形.

如图 2-3-4 所示，表面张力 f，其方向沿着凹球面的切线方向，大小跟周界长 $2\pi r$（r 为毛细管的半径)成正比，即 $f=\alpha\cdot 2\pi r$，α 称为表面张力系数，数值上等于作用在周界单位长度上的力. φ 是接触角，它与液体和管壁材料的性质有关. 对于纯水和清洁的玻璃，接触角 $\varphi=0°$；通常水和普通玻璃的接触角需实际测量.

设凹球面的半径为 R，由图 2-3-4 得 $\cos\varphi=r/R$. 于是由表面张力产生的垂直向上提高液面的力为 $f\cos\varphi=2\pi r^2\alpha/R$，这个力与高为 h 的液柱的重力平衡，即

$$2\pi r\alpha\cos\varphi=\frac{2\pi r^2\alpha}{R}=\pi r^2\rho gh+\frac{1}{3}\pi r^2\rho g \tag{2-3-5}$$

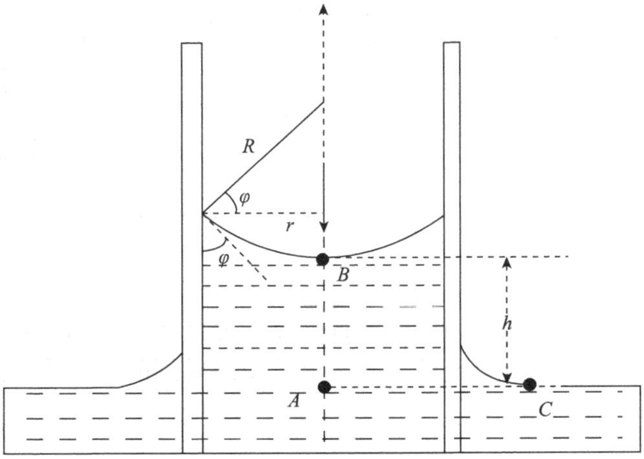

图 2-3-4　玻璃毛细管插在水(或酒精)中的情形

其中，$(1/3)\pi r^2\rho g$ 是凹球面下端以上的液体重力，这部分体积约等于半径为 r、高为 r 的圆柱和半径为 r 的半球体体积之差，即

$$\alpha=\frac{1}{2}r\rho g\left(h+\frac{r}{3}\right)=\frac{1}{4}d\rho g\left(h+\frac{d}{6}\right) \tag{2-3-6}$$

只要精确测量毛细管的内径 d 和液柱高度 h，就可算出表面张力系数 α. 式中各物理量单位为：d、h 用 m，ρ 用 $\mathrm{kg/m^3}$，g 用 9.80 N/kg，α 用 N/m.

(四) 实验步骤

实验前，必须掌握读数显微镜的结构和用法.

(1) 将玻璃容器进行清洁处理后，装满蒸馏水，以便用读数显微镜读取上升的高度 h.

(2) 将洗净的干燥玻璃毛细管用夹头固定，夹头的另一端用螺丝固定在三角支架的金属杆上，调节夹头在杆上的位置，使毛细管插入玻璃容器中，并用吊线重锤检验它是否在铅直位置. 为了充分润湿管壁，可插深一些，然后再稍微提起.

(3) 由于毛细管内径越小，凹球液面到达平衡位置所需的时间越长，插入液体至少需要 2～3min 才可进行测量. 用读数显微镜先对准水平液面，读下数据，然后移动显微镜镜筒对准凹球液面的下端再读下一个数据，其差值即为液柱的高 h.

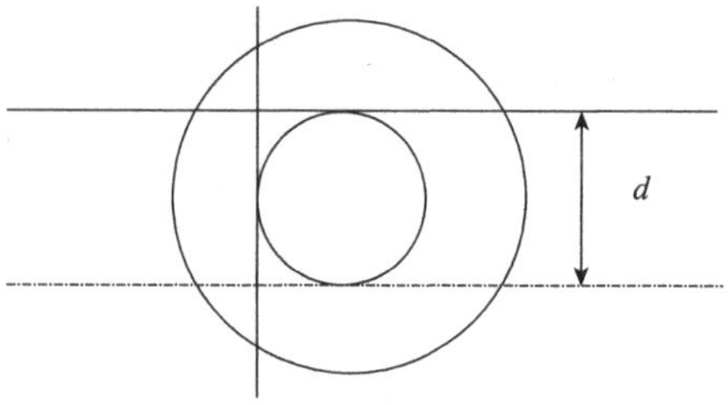

图 2-3-5　测毛细管直径示意图

(4) 将毛细管从水中取出，甩掉其中的水珠，用夹子固定在水平位置上. 如图 2-3-5 所示，调节显微镜镜筒，使其十字叉丝的横丝正好沿毛细管的直径移动，竖丝与孔的周围相切，两个相切点的读数之差，即为毛细管的内径. 转动毛细管，在不同方位测量 3 次，以其平均值作为毛细管的内径 d.

(5) 测量并记下水的温度. 按式 (2-3-6) 计算水的表面张力系数 α.

(6) 用不同直径的毛细管，重复以上步骤，可得到 α 的平均值.

(7) 对表面张力系数 α 进行误差分析. 如果误差较大，则应分析其原因.

表 2-3-5　测量毛细管的内径

	1	2	3
d			
$\bar{d}$			

(五) 注意事项

(1) 使用的毛细管、玻璃容器和液体等表面必须十分洁净，否则将影响测量结果.

(2) 在测量液柱高度 h 时，应当记住读数显微镜中所看到的像是物体的倒像.

(六) 思考题

(1) 是否可以使用毛细管升高法测水银的表面张力？

(2)使用的毛细管、玻璃容器和液体等表面为什么必须十分洁净?

(3)实验时，毛细管如与水面不垂直，对测量h是否有影响?

思考题答案

(1)不可以. 因为水银和玻璃的接触面是不浸润的，液面不会升高，是降低.

(2)不十分洁净有杂质的话会使水的表面张力增大，影响测量结果.

(3)没有影响. 附加压强产生后，是与液柱高度有关，与长度无关(利用托里拆利测大气压的实验相同).

实验 2.4　用惠斯通电桥测量电阻

实验性质： 操作性实验
实验学时： 3 学时
分组人数： 2～4 人

(一)实验目的

掌握用惠斯通电桥测量电阻的原理和方法.

(二)实验器材

直流电源、滑线电桥、电流计、电阻箱、待测电阻、滑动变阻器、电键、导线若干.

(三)实验原理

电桥是一种用比较法精确测量电阻的仪器，被广泛地应用于现代工业自动控制、电气技术、非电量转化为电学量的测量中. 电桥的种类有许多,从供电电源来考虑可分为两大类——直流电桥和交流电桥. 直流电桥用于测量电阻，交流电桥用于测量电容、电感. 在许多电子仪器和自动控制设备中还可通过传感器将压力、温度等非电学量转化为传感器阻抗的变化进行测量.

最简单、最常用的直流电桥如图 2-4-1 所示，叫惠斯通电桥.把四个电阻 r_1 、 r_2 、 r_3 和 r_4 连成四边形 *ABCD*，每一边叫做电桥的一个臂. 在四边形的一对对角 *A* 和 *C* 之间接上直流电源 *E*，在另一对对角 *B* 和 *D* 之间连接电流计 G. 所谓“桥”指的就是对角线 *BD*，它的作用是把 *B* 和 *D* 两个端点连接起来，直接比较这两个点的电势. 当 *B*、*D* 两点的电势相等时，叫做电桥平衡；反之，如果 *B*、*D* 两点的电势不相等，则叫做电桥不平衡. 电流计 G 的作用就是检查电桥是否平衡. 当电桥平衡时，加在电流计两端的电压 $U_{BD}=0$ ，所以没有电流流过电流计.

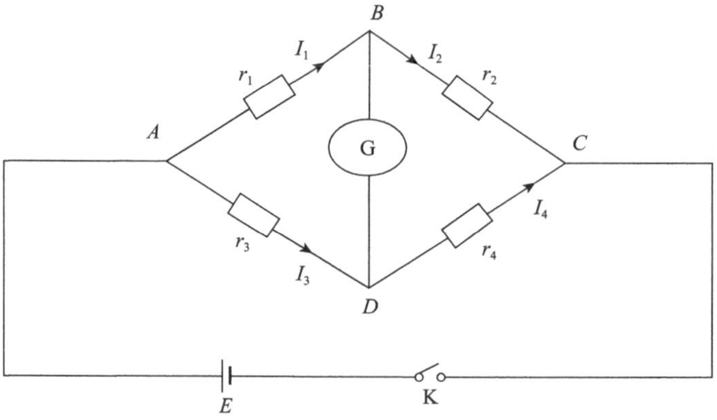

图 2-4-1　惠斯通电桥原理图

当电桥平衡时，*B*、*D* 两点的电势相等，所以 *A*、*B* 两点的电压等于 *A*、*D* 两点的电压，*B*、*C* 两点的电压等于 *D*、*C* 两点的电压，即

$$U_{AB}=U_{AD}, \quad U_{BC}=U_{DC} \tag{2-4-1}$$

这时，通过电流计的电流 $I_G=0$ ，所以通过 *AB* 和 *BC* 两臂的电流相等，设为 I_1 ；通过 *AD* 和 *DC* 两臂的电流也相等，设为 I_2 . 根据欧姆定律， $U_{AB}=I_1r_1$ ， $U_{AD}=I_2r_3$ ， $U_{BC}=I_1r_2$ ， $U_{DC}=I_2r_4$ ，

分别代入以上两式可得

$$I_1 r_1 = I_2 r_3 , \quad I_1 r_2 = I_2 r_4 \tag{2-4-2}$$

以上两式相除，最后得到

$$\frac{r_1}{r_2} = \frac{r_3}{r_4} \tag{2-4-3}$$

上式即电桥平衡的条件.

若已知 r_2 、 r_3 和 r_4 ，可根据上式算出 r_1. 平衡电桥就是利用此式来测量电阻的.

（四）仪器介绍

滑线式惠斯通电桥的原理图如图 2-4-2 所示，它用一根均匀的电阻丝 *AC* 代替图 2-4-1 中 r_3 和 r_4，*D* 点是一个滑动接触点，*AD*、*DC* 分别相当于图 2-4-1 中的 r_3、r_4. 当 *D* 点移动时，通过改变 *AD* 和 *DC* 的长度 L_1 和 L_2 而改变 r_3 和 r_4 的数值，以使电桥平衡. 因电阻丝 *AC* 截面均匀，所以有

$$\frac{r_3}{r_4} = \frac{L_1}{L_2} \tag{2-4-4}$$

此时，电桥平衡的条件可写成

$$R_x = R_0 \cdot L_1 / L_2 \tag{2-4-5}$$

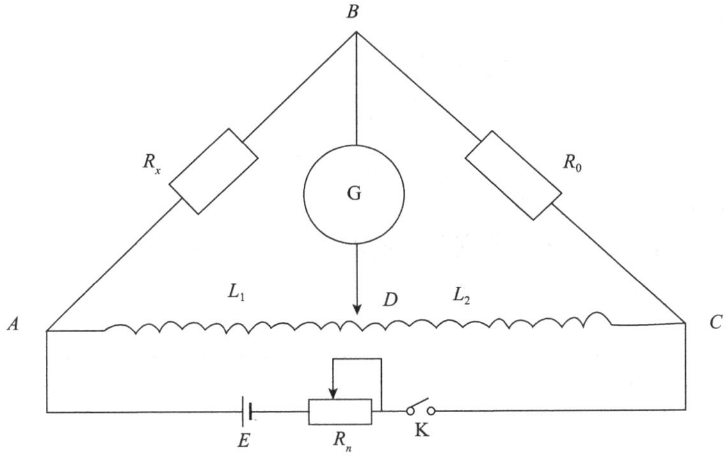

图 2-4-2　滑线式惠斯通电桥原理图

实际的滑线式惠斯通电桥如图 2-4-3 所示，实验电路图如图 2-4-4 所示，R_x 是待测电阻，R_0 是电阻箱，R_n 是滑动变阻器，限制通过电流计的电流，保护电流计.

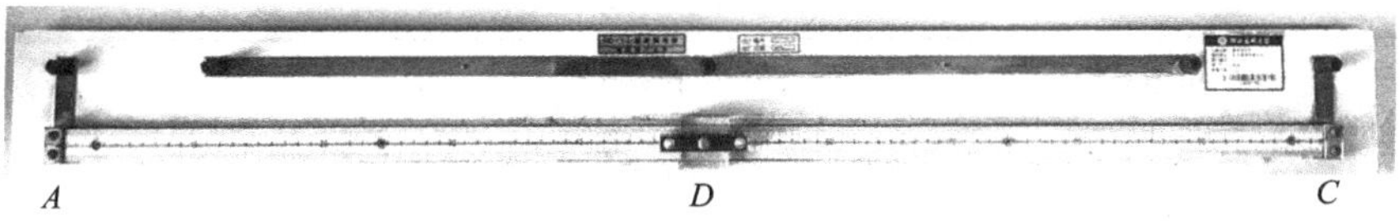

图 2-4-3　滑线式惠斯通电桥实物图

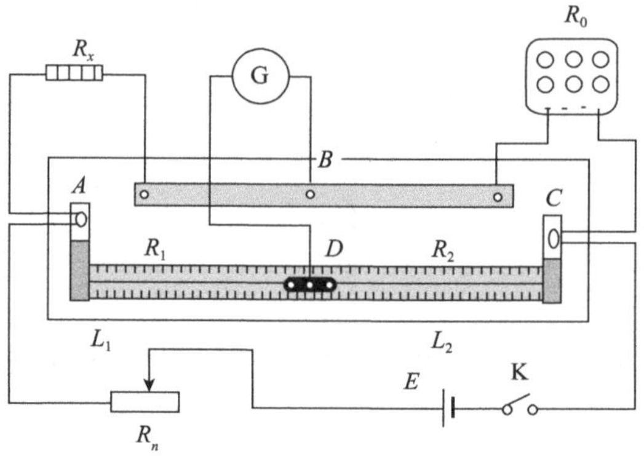

图 2-4-4　滑线式惠斯通电桥测电阻的线路图

(五)实验步骤

(1)按照图 2-4-4 接好线路.

(2)将滑动变阻器 R_n 调至最大值，滑动触点 D 置于电阻丝 AC 的中点附近，再根据 R_x 的大致数值选择适当的 R_0 数值(应与 R_x 相近，为什么？). 接通电键 K，轻轻按下滑动触点 D，观察电流计的偏转情况.

(3)如果电流计的偏转角过大，适当改变电阻箱 R_0 的数值，使偏转角最小. 然后移动触点 D，直至电流计无偏转为止.

(4)把滑动变阻器 R_n 调至最小值零，再调滑动触点 D，直至电流计指针无偏转为止，这时电桥已达到平衡. 记下 L_1、L_2 和 R_0 的数值，并计算 R_x.

(5)将 R_x 和 R_0 位置对调，重复上述步骤(2)～(4)，记下 L_1、L_2(注意这时的 L_1 和 L_2 与上次相反，为什么？)和 R_0 的数值，并计算 R_x，最后求出两次测量的平均值 $\overline{R}_x$.

(6)更换未知电阻，重复上述步骤.

(7)将两个未知电阻串、并联，分别测它们的电阻 $R_串$ 和 $R_并$.

(8)数据处理，将测量数据填入表 2-4-1～表 2-4-5 中.

表 2-4-1　电阻 R_{x1}

测量次数	电阻箱示数 R_0 / Ω	平衡点	R_{x1} / Ω	平均 $\overline{R}_{x1}$ / Ω
1		L_1= L_2=		
2		L_1= L_2=		

表 2-4-2　电阻 R_{x2}

测量次数	电阻箱示数 R_0 / Ω	平衡点	R_{x2} / Ω	平均 $\overline{R}_{x2}$ / Ω
1		L_1= L_2=		
2		L_1= L_2=		

表 2-4-3　电阻 R_{x_3}

测量次数	电阻箱示数 R_0 / Ω	平衡点	R_{x_3} / Ω	平均 $\overline{R}_{x_3}$ / Ω
1		$L_1=$ $L_2=$		
2		$L_1=$ $L_2=$		

表 2-4-4　电阻 $R_{串}$

测量次数	电阻箱示数 R_0 / Ω	平衡点	$R_{串}$ / Ω	平均 $\overline{R}_{串}$ / Ω
1		$L_1=$ $L_2=$		
2		$L_1=$ $L_2=$		

表 2-4-5　电阻 $R_{并}$

测量次数	电阻箱示数 R_0 / Ω	平衡点	$R_{并}$ / Ω	平均 $\overline{R}_{并}$ / Ω
1		$L_1=$ $L_2=$		
2		$L_1=$ $L_2=$		

(六) 注意事项

(1) 每次测量时都需将滑动变阻器 R_n 由最大调到最小，这样一是防止通过电流计的电流过大，二是可以提高测量数据的精度.

(2) 每次轻轻按下滑动触点 D 时，必须在短暂时间内断开，以免在电桥不平衡时损坏电流计.

(七) 思考题

(1) 电桥平衡的条件是什么?

(2) 为什么使 R_0 的数值和 R_x 相近?

(3) 每测一个电阻 R_x，为什么要对调 R_x 和 R_0 位置重做一次?

思考题答案

(1) $\dfrac{r_1}{r_2}=\dfrac{r_3}{r_4}$ 或 $r_1=r_2\dfrac{r_3}{r_4}$.

(2) R_0 的数值和 R_x 相近，是为了便于调整电桥的平衡. 如果 R_x 远大于 R_0，为使得电桥平衡，L_1 和 L_2 数值相差很大，以致滑动触点 D 的位置偏移过大从而超出电阻丝的端部.

(3) 每测一个电阻 R_x，R_x 要和 R_0 对调位置重做一次，是为了避免由于电阻丝的粗细不均匀或者接触电阻而产生系统误差，两次实验所得 R_x 数值的平均值为最终结果.

实验 2.5　用电势差计测量电动势

实验性质：操作性实验
实验学时：3 学时
分组人数：2～4 人

(一)实验目的

(1)了解电势差计的原理和构造.
(2)学会用电势差计测定电源的电动势.

(二)实验要求

(1)理解补偿法的基本原理.
(2)正确使用电势差计，掌握对实验电路参数的估算、校准及故障排除的方法.

(三)实验器材

滑线式电势差计、检流计、稳压直流电源、标准电池、待测电池、滑动变阻器、电键、双刀双掷开关、导线.

(四)实验原理

用电势差计测量未知电动势或电路某两点间的电势差，就是将未知电压与电势差计上的已知电压相比较. 这时，被测的未知电压回路无电流，测量的结果只依赖于准确度极高的标准电池、标准电阻以及高灵敏度的检流计.

电势差计的准确度可达到 0.01%或更高. 由于上述优点，电势差计是精密测量中应用最广的仪器之一，不但用来精密测量电动势、电压、电流和电阻等，还可用来校准精密电表和直流电桥等直读式仪表. 另外，在非电量(如温度、压力、位移和速度等)的电测法中也常作为重要的组成部分.

如图 2-5-1 所示，若将电压表并联到电池两端，就有电流 I 通过电池的内部. 由于电池有内阻 r，在电池内部不可避免地存在电势降落 Ir，因而电压表的指示值只是电池端电压 $V=E_x-Ir$ 的大小. 显然，只有当 I=0 时，电池两端的电压 V 才等于电动势 E_x.

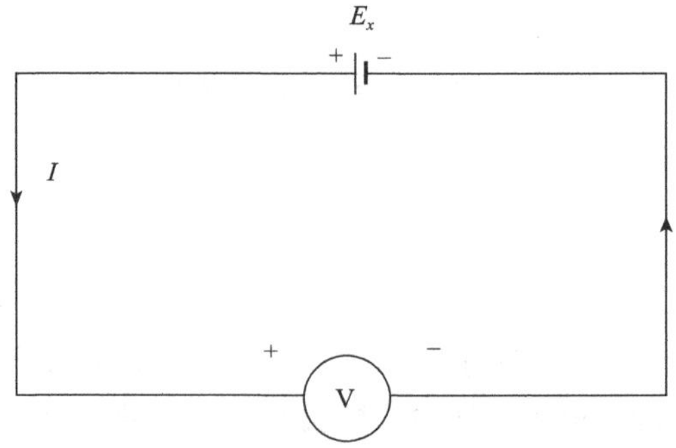

图 2-5-1　用电压表测量电池的端电压

为了使电池内部没有电流通过而又能测定电池的电动势，可采取下面的补偿法.

如图 2-5-2 所示，接通 K_1 后，有电流 I 通过电阻丝 AB，并在电阻丝上产生电压 IR. 如果再接通K_2，可能出现三种情况：

(1) 当$E_x > V_{CD}$时，G 中有从右向左流动的电流(指针偏向一侧)．

(2) 当$E_x < V_{CD}$时，G 中有自左向右流动的电流(指针偏向另一侧)．

(3) 当$E_x = V_{CD}$时，G 中无电流，指针不偏转．这种情形称为电势差计处于补偿状态，或者说待测电路得到了补偿．

在补偿状态时，$E_x = IR_{CD}$．设单位长度电阻丝的电阻为r_0，CD段电阻丝的长度为L_x，于是

$$E_x = Ir_0L_x \tag{2-5-1}$$

将滑动变阻器R_n的滑动端固定，即保持工作电流I不变，再用一个电动势为E_s的标准电池替换图 2-5-2 中的E_x，适当地将C、D的位置调至C'、D'，同样可使检流计 G 的指针不偏转，达到补偿状态．设这时$C'D'$段电阻丝的长度为L_s，则

$$E_s = Ir_0L_s \tag{2-5-2}$$

将式(2-5-1)和式(2-5-2)相比得到

$$E_x = E_s\frac{L_x}{L_s} \tag{2-5-3}$$

可见，待测电池的电动势E_x可用标准电池的电动势E_s和在同一工作电流下电势差计处于补偿状态时，测得的L_x和L_s值来确定．

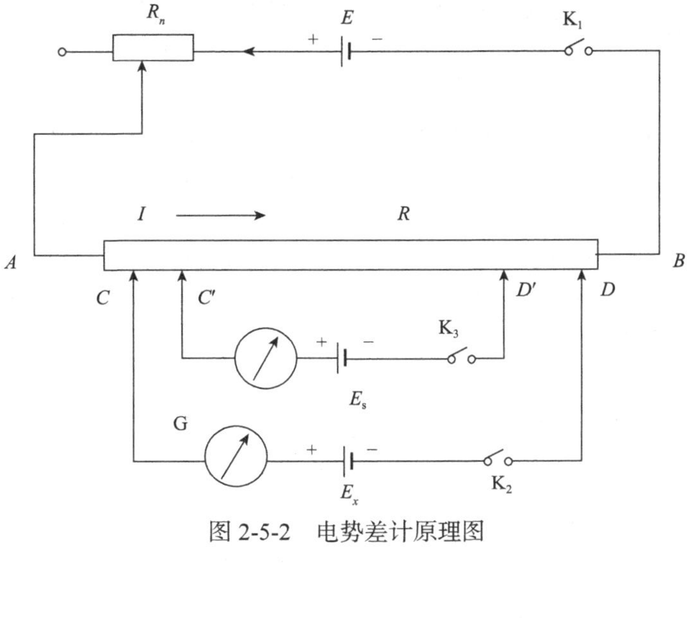

图 2-5-2　电势差计原理图

(五) 装置介绍

线式电势差计如图 2-5-3 和图 2-5-4 所示，具有结构简单、直观、便于分析、测量结果较准确的优点．图中的电阻丝AB长 11m．绕在木板的十一个接线插孔 0，1，2，…，10 上，横向每两个插孔间电阻丝长 1m，插头C可选插在插孔 0，1，2，…，10 中任一个位置．电阻丝$B0$旁边附有带毫米刻度的米尺，接头D在它的上面滑动．插头CD间的电阻丝长度可在 0～11m 连续变化．R_n为滑动变阻器，用来调节工作电流．双刀双掷开关K_2用来选择接通标准电池E_s或待测

电阻 E_x．电阻 R 是用来保护标准电池和检流计的．在电势差计处于补偿状态进行读数时，必须关闭 K_3，使电阻 R 短路，以提高测量的灵敏度．

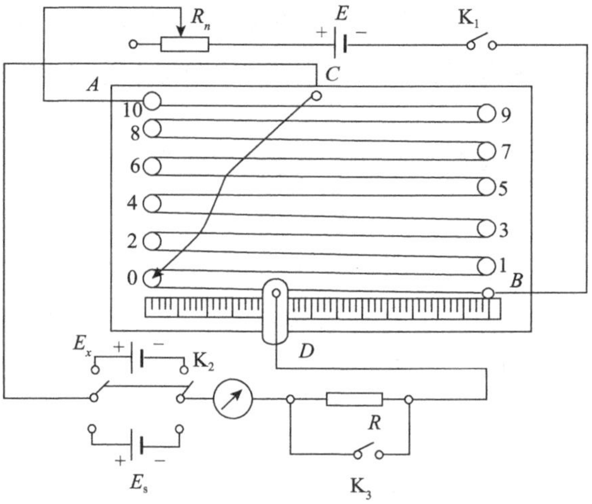

图 2-5-3　十一线电势差计实验线路

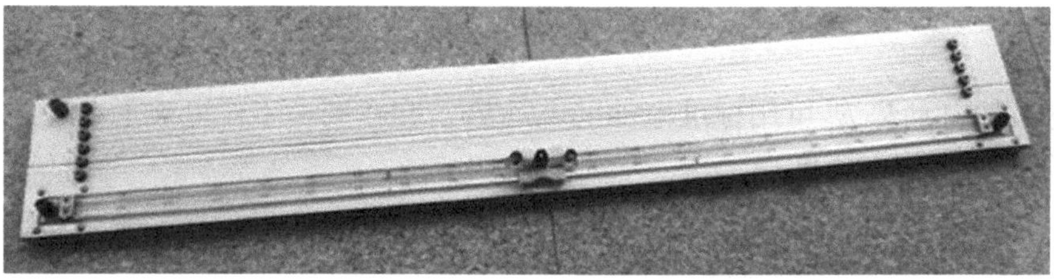

图 2-5-4　十一线电势差计实物图

标准电池是一种用来作电动势标准的原电池，如图 2-5-5 所示．由于标准电池内部特殊的化学结构，它的电动势很稳定．按外形可将标准电池分为 H 形封闭玻璃管式和单管式两种，前者只能直立，切忌倒置、振荡．

按标准电池中电解液的浓度，又可分为饱和式与不饱和式两种，饱和式标准电池的电动势最稳定，但随温度变化比较明显，不饱和式标准电池的电动势受温度影响较小．标准电池 $E_s(t)$ 的值应根据所用标准电池的型号确定．

使用标准电池的注意事项：

(1) 必须在温度波动小的条件下保存，应远离热源，避免太阳直射．

(2) 正负极不能接错．通入或取自标准电池的电流不应大于 $10^{-5} \sim 10^{-6}$ A．不允许当作电源供电，绝不允许将两极短路连接，绝不允许用电压表去测定它的电动势．

(3) 标准电池内是装有化学物质溶液的玻璃容器，要防止振动和摔坏．

(六) 实验步骤

(1) 按图 2-5-3 连接电路．接线时需断开所有开关，并特别注意工作电源 E 的正负极，应与标准电池 E_s 和待测电池 E_x 的正负极相对．否则，检流计的指针总不会指到零．

(2) 校准电势差计，即固定 L_s，调节工作电流 I 的大小使得 E_s 被补偿．首先选定电阻丝单位长度上的电势降落为 A V/m，记下室温下标准电池的电动势 $E_s(t)$，调节 C、D 两活动接头，使

C、D 电阻丝长度为

$$L_s = \frac{E_s(t)}{A} \tag{2-5-4}$$

若实验中 $E_s(t) = 1.0186\text{V}$，选定 $A = 0.2000\text{V/m}$，则 $L_s = 5.0930\text{m}$，然后再接通 K_1，将 K_2 倒向 E_s，调节 R_n，同时断续按下滑动接头 D，直到检流计的指针不偏转．此时，电阻丝上每米的电势降落为 A.

(3) 断开 K_3，固定 R_n，即保持工作电流不变．将 K_2 倒向 E_x，活动接头 D 移至米尺左边 0 处，按下接头 D，同时移动插头 C，找出使检流计偏转方向改变的两相邻插孔，将插头 C 插在数字较小的插孔上．然后，向右移动接头 D，当 G 的指针不偏转时，记下 CD 间电阻丝的长度 L_x，再将 K_3 接通，对 L_x 修正.

重复这一步骤，求出 L_x 的平均值 $\bar{L}_x$，于是 $E_x = A\bar{L}_x$.

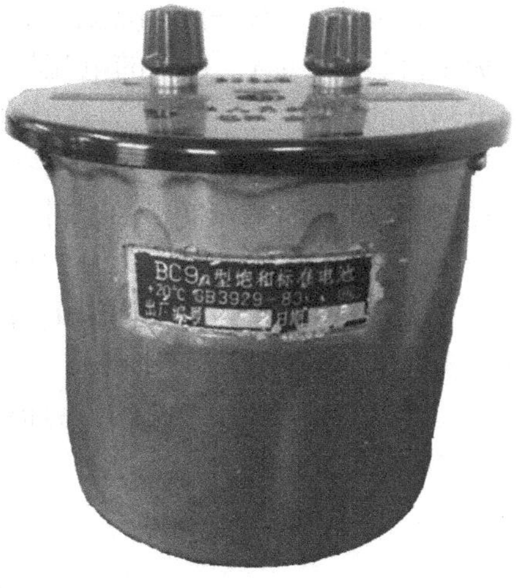

图 2-5-5　标准电池实物图

(4) 确定测量结果的误差．若测得 G 的指针开始向左偏转，CD 间电阻丝长度为 L，开始向右偏时为 L'，则 L_x 的最大误差 $\Delta L_x = \frac{L - L'}{2}$．由于检流计指针本身的惯性，在通电的电流小于某一电流值时，指针不能反映出来，使得电阻丝上每米的电势降落 A 存在误差 ΔA，而且 $\frac{\Delta A}{A} \approx \frac{\Delta L_x}{L_x}$．因此

$$\Delta E_x = \left(\frac{\Delta A}{A} + \frac{\Delta L_x}{L_x}\right)E_x = 2\frac{\Delta L_x}{L_x}E_x \tag{2-5-5}$$

(5) 写出实验报告，设计记录表格，对实验结果进行误差分析，并进行讨论.

表 2-5-1　实验数据表格

测量序号	1	2	3	平均值
L_x				
ΔL_x				
L_s				
A				
$E_x = A\bar{L}_x$				
$\Delta E_x = 2\frac{\overline{\Delta L_x}}{\bar{L}_x}E_x$				

(七)思考题

(1)标准电池为什么不能作为普通电源来使用?

(2)实验中如果发现检流计指针总往一边偏转，无法调节平衡，试分析有哪些原因.

(3)若选定 A=0.2000V/m，试问待测电动势的测量范围在哪个范围?

思考题答案

(1)标准电池是用来当作电动势标准的一种原电池. 由于标准电池内部特殊的化学结构，它的电动势很稳定，但是标准电池也有脆弱、不易运输、温度系数较大等缺点，从标准电池取用的电流不得超过 1μA，过大的电流将使电动势产生不可恢复的改变. 因此，标准电池不能作为输出电功率的原电池，不能作为普通电源来使用. 不过，从标准电池中瞬时输出电流，一般并不永久损坏标准电池，但恢复原状要花时间.

(2)①电源 E 的正负极，与标准电池 E_s 和待测电池 E_x 的正负极接反.

②连接中有断线或者接触不良.

③没有按照实验要求选定电阻丝单位长度上的电势降落 A V/m，A 值取得过小，导致待测电池无法达到补偿状态.

④检流计调零没有做好，或损坏.

(3)可测电压范围为 0.2～2.2V.

实验 2.6　用旋光仪测糖溶液的浓度

实验性质： 综合性实验
实验学时： 3 学时
分组人数： 2～4 人

(一)实验目的

(1)观察线偏振光通过旋光物质所发生的旋光现象.
(2)了解旋光仪的构造及工作原理.
(3)学习旋光仪的使用方法，用旋光仪测定糖溶液的浓度.

(二)实验要求

(1)熟悉光的偏振规律.
(2)了解旋光物质的旋光性质.

(三)实验器材

小型旋光仪，试管若干，两种浓度的葡萄糖溶液，纱布若干.

(四)实验原理

光是电磁波，它的电场和磁场矢量互相垂直，且又垂直于光的传播方向. 通常把电矢量称为光矢量，并将光矢量与光的传播方向所构成的平面称为振动面.

当平面偏振光通过某些透明物质(如石英、朱砂、松节油、酒石酸、糖溶液等)时，偏振光的振动面将以光的传播方向为轴旋转一定角度，这种振动面旋转的现象称为旋光现象；而这些使其振动面旋转的物质称为旋光性物质；偏振光的振动面旋转的角度则称为旋光度.

不同的旋光性物质可使偏振光的振动面向不同方向旋转. 面对光源，使振动面顺时针旋转的物质称为右旋物质；使振动面逆时针旋转的物质称为左旋物质.

旋光现象可以用图 2-6-1 来说明，图中 M 和 N 是两个透光轴互相垂直的偏振片，R 是旋光物质. R 未置入时，单色光通过正交的 M 和 N 会消光，视场呈现暗状态；插入 R 后，视场由暗变亮. 这时若将 N 的透光轴绕传播方向旋转一定角度 θ，视场会重新回到暗状态. 这说明线偏振光透过旋光物质后仍然是线偏振光，只是它的振动面以光的传播方向为轴旋转了一个角度 θ.

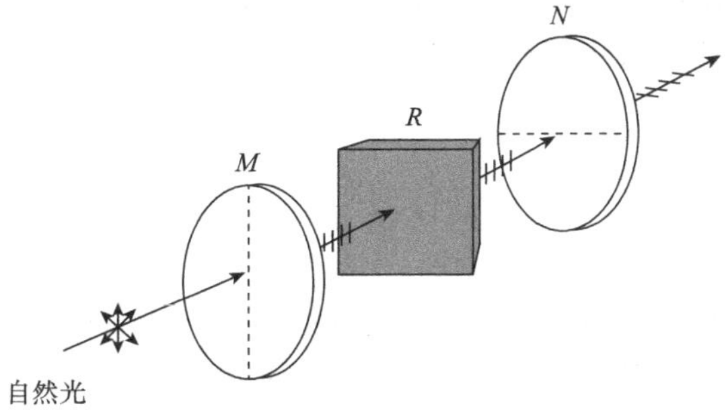

图 2-6-1　旋光现象

实验证明，对于某一旋光溶液，当入射光的波长给定时，旋光度 θ 与偏振光通过溶液的长度 L 和溶液浓度 C 成正比，即

$$\theta=\alpha\cdot C\cdot L \tag{2-6-1}$$

式中，旋光度θ的单位为度，偏振光通过溶液的长度L的单位为分米(dm)，溶液浓度C的单位为 g/mL. α为比例常数，称为旋光率，它在数值上等于偏振光通过单位长度(dm)、单位浓度(g/mL)的溶液后引起的振动面的旋转角度，其单位为度·mL/(dm·g). 旋光率与旋光溶液的温度和光的波长有关，因而旋光率常用$[\alpha]_t^\lambda$表示，例如$[\alpha]_{50}^{589.3}=66.5°\cdot \text{mL}/(\text{dm}\cdot\text{g})$，它表明在测量温度为50℃，所用光源的波长为589.3nm时，该旋光物质的旋光率为66.5°·mL/(dm·g).

通常情况下，溶液的浓度用100mL溶液中的溶质克数来表示，此时式(2-6-1)改写成

$$\theta=[\alpha]_t^\lambda\cdot\frac{c}{100}\cdot L \tag{2-6-2}$$

若已知某溶液的旋光率及溶液试管的长度L，并测量出其旋光度θ，可根据式(2-6-2)求出待测溶液的浓度，即

$$c=\frac{\theta}{L\cdot[\alpha]_t^\lambda}\cdot 100 \tag{2-6-3}$$

参照图2-6-1，测量物质旋光性的原理设计如图2-6-2所示，将一束单色光连续通过两个偏振片P_1、P_2所组成的起偏和检偏系统，先将起偏器与检偏器的偏振化方向调到正交，光线就无法通过此系统，检偏器后方的视场就是黑暗的. 然后装上待测的旋光溶液试管，因旋光溶液的振动面的旋转，视场将由暗变亮，此时调节检偏器，检偏器旋转过某一角度后，视场又恢复至最暗视场. 此过程中，检偏器所转过的角度，即为待测溶液的旋光度θ.

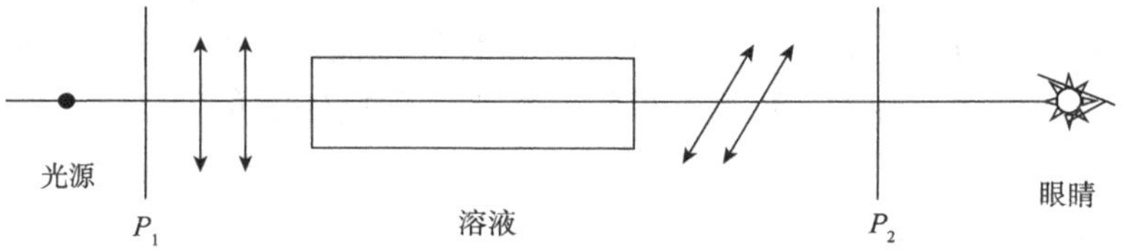

图2-6-2　物质的旋光性测量原理简图

偏振光在国防、科研和生产中有着广泛应用：海防前线用于瞭望的偏光望远镜、立体电影中的偏光眼镜、分析化学和工业中用的偏振计和量糖计等都与偏振光有关. 而旋光仪则广泛用于化学工业、制药工业、制糖工业、香料级食品工业. 在临床上，旋光仪多用测量旋光度的方法计算糖尿病患者尿中的含糖量，因此又称为糖量计.

(五)装置介绍

量度物质旋光性的仪器叫做旋光仪，此仪器可以用来测量溶液的浓度和旋光率. 旋光仪的内部构造及其外形如图2-6-3所示.

在实验原理中提到，测量旋转角度时需要判断检偏器旋转后的视场亮度是否复原至最暗. 由于人们的眼睛很难准确地判断视场是否全暗，因而会引起测量误差. 旋光仪中的半荫板将会帮助我们判断视场情况. 经半荫板后形成的视场不是单一亮度的视场，而是使用比较视场中相邻光束的强度是否相等来确定旋光度.

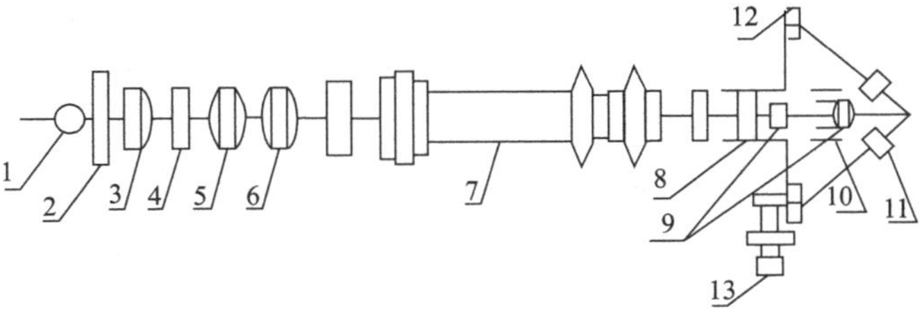

图 2-6-3　旋光仪的内部构造

1. 光源；2. 毛玻璃；3. 聚光镜；4. 滤色镜；5. 起偏器；6. 半荫板(三荫板)；7. 试管；8. 检偏器；9. 物、目镜组；10. 调焦手轮；11. 读数放大镜；12. 度盘与游标；13. 度盘转动手轮

半荫板是一个半圆形的玻璃材质和一个半圆形的石英材质胶合而成的圆光片. 当偏振光通过半荫板时，透过玻璃材质的部分振动方向保持不变，而透过石英材质的部分则由于石英的旋光作用，其振动方向旋转了某个角度 φ . 因此，通过半荫板后的一束偏振光就变成了两个半束的振动方向不同且夹角为 φ 的偏振光.

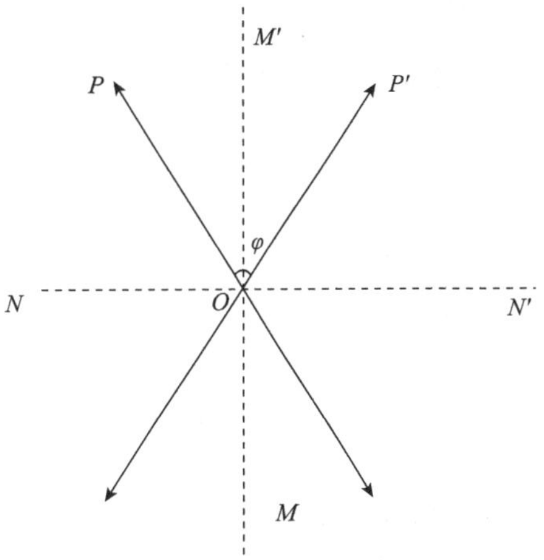

图 2-6-4　左右分界消失时的偏振器的方向

如图 2-6-4 所示，OP 和 OP' 方向分别表示经过半荫板的左、右两侧物质后的光振动方向，MM' 为 OP 和 OP' 夹角 φ 的角分线，而 $NN' \perp MM'$.

若把检偏器的振动方向调整至 OP 方向(图 2-6-5(a))，则左半束偏振光将全部通过检偏器，而右半束偏振光只能是部分通过，从而得到了一个左半部很亮、右半部稍暗的圆视场，反之(图 2-6-5(c)). 亦然. 若把检偏器的振动方向调至 MM' 方向(图 2-6-5(b))，此时左、右半束光都将部分通过，且强度相等，此时的视场将出现左、右半部亮度相等且分界线消失的情形. 检偏器的振动方向调至 NN' 方向也会产生与 MM' 方向相同的视场效果，视场将出现左、右半部亮度相等且分界线消失. 不过 NN' 形成视场的均匀亮度较暗.

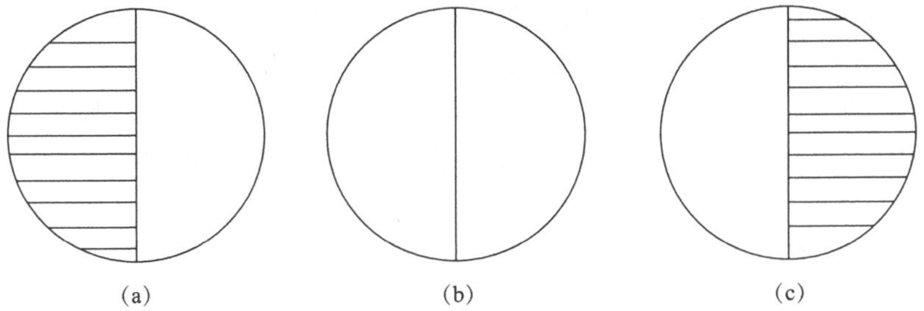

(a)　(b)　(c)

图 2-6-5　检偏器不同位置，目镜观测的视场

我们使用的旋光仪采用的是三荫板形式，中间条状部分使用的是石英材质，左、右两部分使用的是玻璃材质. 而从旋光仪目镜中观察到的视场呈现三个部分，且中间部分和两边部分的亮度不同.

转动检偏器时，中间部分和两边部分的亮度明暗交替变化，具体视场情况如图 2-6-6 所示：(a) 中间暗，两边亮；(b) 三部分界线消失，均匀暗场；(c) 中间亮，两边暗；(d) 三部分界线消失，均匀亮场.

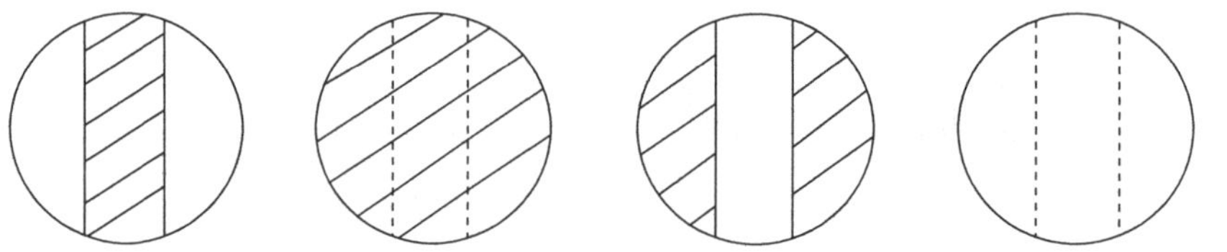

图 2-6-6　检偏器不同位置，视场明暗变化情况

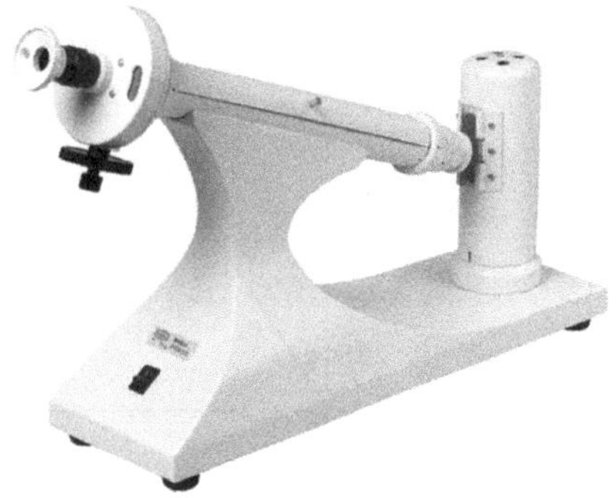

图 2-6-7　实验用旋光仪

在亮度不太强的情况下，人眼辨别亮度微小差别的能力较大，所以常取图 2-6-6(b)所示的视场为参考视场，且此时检偏器的位置对应刻度盘的零点，故将该视场称为零度视场.

放入待测旋光液体试管后，溶液的旋光性将使平面偏振光的振动面旋转一定角度，零度视场消失，将检偏器转过相同的角度，才能再次看到图 2-6-6(b)所示的视场，检偏器旋转的角度就是旋光度，它的数值可以由刻度盘和游标读出.

如图 2-6-7 所示，我们实验用旋光仪的光源采用的是 50W 的钠光灯，其波长为 589.3nm. 检偏器与刻度盘连接在一起，利用手轮可作实现精细转动. 另外，旋光仪采用的是双游标读数，可以消除刻度盘的中心偏差. 刻度盘分度 360 格，每格 1°，游标分 20 格，精密度为 0.05°.

(六)实验步骤

(1)将仪器接于 220V 交流电源，并开启电源开关预热，3～5min 后，钠光灯发光正常，便可开始进行实验.

(2)调节目镜及旋光仪的调焦手轮，观察到清晰的三分视场.

(3)转动检偏器，找到零度视场，记下此时读数. 重复测量三次，求其平均值，将数据填入表 2-6-1 中(注意观察零度视场的位置与零位是否一致及读数的正负).

(4)取 100mm 试管一只，将制备好的 5%标准葡萄糖溶液注满试管，旋紧. 注意不要拧得过紧，以免玻璃窗受力而发生双折射，影响读数的准确性. 最后用纱布擦拭干净，以免影响观察的清晰度.

(5)将试管放入旋光仪的槽中，转动度数盘，再次观察到零度视场时，记下此时的角度 φ'，重复测量三次. 将所测数据填入表 2-6-2 中，求出葡萄糖溶液的旋光度($\bar{\varphi}'-\bar{\varphi}_0$)，并利用式(2-6-2)计算出 $[\alpha]_t^\lambda$ 的平均值.

注意：右旋(顺时针方向)物质，读数记为正；左旋(逆时针方向)物质，记为负.

(6)用未知浓度的葡萄糖溶液换掉 5%浓度的葡萄糖溶液，用 200mm 试管重复步骤(4)、(5)，将所测数据填入表 2-6-3 中. 利用表 2-6-2 所得 $[\alpha]_t^\lambda$ 值及式(2-6-2)和式(2-6-3)计算出该未知溶液的平均百分浓度.

(7)实验完毕，用蒸馏水冲洗干净所用试管.

表 2-6-1　零度视场测定数据表格

1		2		3		$\overline{\varphi}_0$ /度
左	右	左	右	左	右	

表 2-6-2　葡萄糖溶液旋光率测定数据表格

试管长度 L /dm	浓度 c /(g/100mL)	读数						平均值 $\overline{\varphi}'$ /度	旋光度 $\overline{\varphi}'-\overline{\varphi}_0$ /度	溶液旋光率 $[\alpha]_t^\lambda$ /(°·mL·dm^{-1}·g^{-1})
		1		2		3				
		左	右	左	右	左	右			

表 2-6-3　未知浓度葡萄糖溶液测定数据表格

试管长度 L/dm	读数						平均值 $\overline{\varphi}'$ /度	旋光度 $\overline{\varphi}'-\overline{\varphi}_0$ /度	溶液浓度 c/(g/100mL)
	1		2		3				
	左	右	左	右	左	右			

(七)注意事项

(1)溶液注满试管，两端不能留有气泡.
(2)试管螺帽不宜拧太紧，以免玻璃窗受力而发生双折射，引起测量误差.
(3)试管两端用纱布擦拭干净后方可放入旋光仪，以免影响观察的清晰度.
(4)试管中溶液不应有沉淀，否则应更换溶液.
(5)试管要小心取放.
(6)度数盘读数应读左右两个读数孔的读数，取其平均值.
(7)旋光率要测量准确，否则影响未知浓度.

(八)思考题

(1)测量糖溶液浓度的基本原理?
(2)为什么葡萄糖溶液试管的端口不能留有气泡?
(3)为什么利用半荫板或三荫板测定旋光度更方便、更准确?
(4)如何判断左旋物质和右旋物质?

思考题答案

(1)将一束单色光连续通过两个偏振片所组成的起偏和检偏系统，先将起偏器与检偏器的偏振化方向调到正交，光线就无法通过此系统，检偏器后方的视场就是黑暗的. 然后装上待测的葡萄糖溶液试管，因旋光溶液的振动面的旋转，视场将由暗变亮，此时调节检偏器，检偏器旋转过某一角度后，视场又恢复至最暗视场. 此过程中，检偏器所转过的角度，即为待测溶液的旋光度θ .

(2)气泡对光有散射和阻挡作用，气泡的存在，也会影响实际光路. 因此如果有气泡存在试管内，需晃动试管，将气泡晃至试管鼓起位置.

(3)测量旋转角度时需要判断检偏器旋转后的视场亮度是否复原至最暗. 由于人们的眼睛很难准确地判断视场是否全暗,因而会引起测量误差. 旋光仪中的半荫板或三荫板将会帮助我们判断视场情况. 因为经半荫板或三荫板后形成的视场不是单一亮度的视场,而是使用比较视场中相邻光束的强度是否相等来确定旋光度，更利于我们观察视场的亮度变化.

(4)面对光源，使振动面顺时针旋转的物质称为右旋物质；使振动面逆时针旋转的物质称为左旋物质.

实验 2.7　分光计的调整和使用

实验性质：综合性实验
实验学时：3～4 学时
分组人数：2～4 人

(一)实验目的

(1)熟悉分光计的构造，掌握分光计的调整方法.
(2)学会利用光栅衍射的方法测量钠黄光的波长.
(3)学会用最小偏向角法测量三棱镜对钠黄光的折射率.

(二)实验器材

分光计、钠光灯(带电源)、三棱镜、光栅.

(三)实验原理

1. 光栅测波长

衍射光栅(diffraction grating)，又称光栅，是由许多相互平行、等宽度、等间隔的狭缝组成的精密光学器件. 设狭缝的宽度为 a，相邻狭缝间不透明部分的宽度为 b，则 $d=a+b$ 称为光栅常数. 当一束单色平行光垂直射入光栅时，由各个狭缝产生的衍射光线发生相互干涉，由透镜 L 会聚到光屏 P 上，将形成一组平行、等距、边界锐利的明条纹. 如图 2-7-1 所示. 在衍射角为 θ 的方向上，任何两个相邻的狭缝上相对应点发的光到达光屏上会聚点的光程差都是 $d\sin\theta$. 根据波动理论，若会聚后彼此加强，形成明纹，则此时满足

$$d\sin\theta = \pm k\lambda, \quad k = 0,1,2,\cdots \tag{2-7-1}$$

上式称为光栅方程，式中 k 表示明条纹的级数. $k=0$ 时的明条纹称为中央明纹，即零级像. $k=1$，2，…时，分别表示一级像，二级像，…. 衍射角 θ 可用分光计测得，如果光栅常数已知，光的波长即可由上式求得.

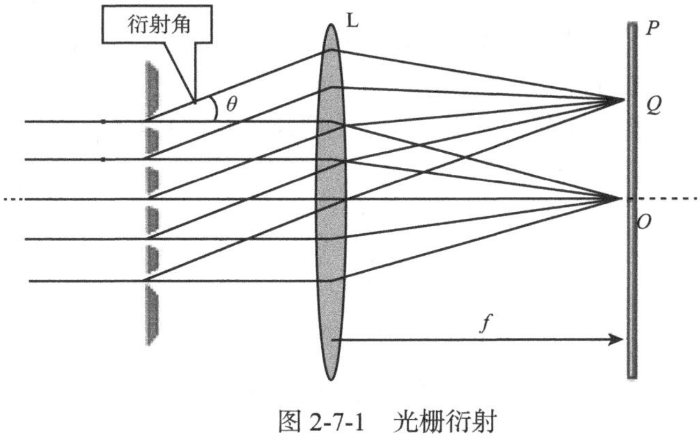

图 2-7-1　光栅衍射

2. 三棱镜折射率的测量

不同波长的光在真空中的传播速度均相同为 c，但在其他介质中，不同波长的光具有不同的传

播速度v，真空中光速c和介质中光速v的比值称为该介质对这一波长的绝对折射率，用n表示，即

$$n=\frac{c}{v} \tag{2-7-2}$$

同一介质对不同波长的光折射率不同，因此给出某一介质的折射率时必须指明所对应的波长. 通常所给介质的折射率均为该介质对钠黄光的折射率.

如图 2-7-2 所示，给出了三棱镜的主截面图. AB 和 AC 两面为透光面，称为折射面，两面之间的夹角α称为三棱镜的顶角，BC 面通常为毛玻璃面，称为三棱镜的底面. 让一束平行单色光 LD 入射到三棱镜的 AB 面，经两次折射后由另一折射面 AC 沿着 ER 方向射出. 可见出射光线 ER 偏离了入射光线 LD 一个角度δ，称为偏向角.

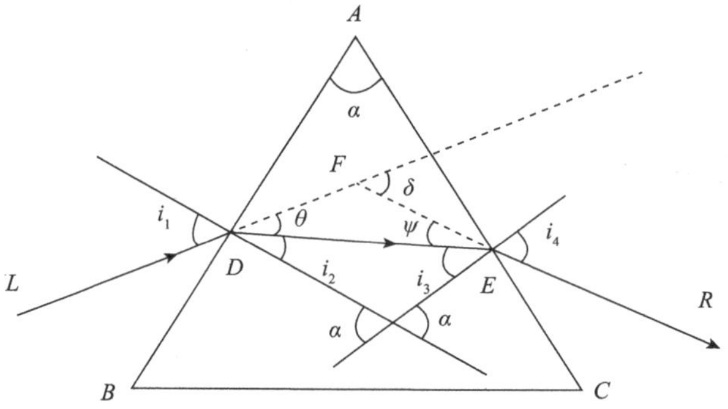

图 2-7-2　三棱镜折射

由几何关系可知

$$\theta=i_1-i_2 \tag{2-7-3}$$

$$\psi=i_4-i_3 \tag{2-7-4}$$

$$\alpha=i_2+i_3 \tag{2-7-5}$$

$$\delta=\theta+\psi \tag{2-7-6}$$

将式(2-7-3)～式(2-7-5)代入式(2-7-6)中得

$$\delta=(i_1-i_2)+(i_4-i_3)=i_1-i_2-i_3+i_4=i_1+i_4-\alpha \tag{2-7-7}$$

当棱镜给定后，顶角α即为定值，偏向角将随i_1和i_4变化，其中i_4与i_3、i_2、i_1依次相关，所以i_1是i_4的函数，可以认为偏向角δ只随i_1变化，为i_1的函数.

实验和理论均证实偏向角δ存在一最小值，称为最小偏向角$\delta_{\min}$. 下面给出理论证明.

令

$$\frac{\mathrm{d}\delta}{\mathrm{d}i_1}=0$$

有

$$\frac{\mathrm{d}}{\mathrm{d}i_1}(i_1+i_4-\alpha)=0$$

得到

$$\frac{di_4}{di_1}=-1 \tag{2-7-8}$$

对 AB、AC 两折射面，根据折射定律，并注意到空气的折射率为 1，有

$$\sin i_1 = n\sin i_2 \tag{2-7-9}$$

$$\sin i_4 = n\sin i_3 \tag{2-7-10}$$

因 i_1 是 i_4 的函数，所以有

$$\frac{di_4}{di_1}=\frac{di_4}{di_3}\times\frac{di_3}{di_2}\times\frac{di_2}{di_1} \tag{2-7-11}$$

利用式(2-7-9)、式(2-7-10)和式(2-7-5)可分别求得

$$\frac{di_4}{di_3}=\frac{n\cos i_2}{\cos i_4} \tag{2-7-12}$$

$$\frac{di_2}{di_1}=\frac{n\cos i_1}{\cos i_2} \tag{2-7-13}$$

$$\frac{di_3}{di_2}=-1 \tag{2-7-14}$$

将式(2-7-12)、式(2-7-13)、式(2-7-14)和式(2-7-10)代入式(2-7-11)中得

$$\frac{di_4}{di_1}=-\frac{\cos i_1\cos i_3}{\cos i_2\cos i_4} \tag{2-7-15}$$

由式(2-7-9)、式(2-7-10)，并利用三角函数关系，得

$$\cos i_1=\sqrt{1-n^2\sin^2 i_2} \tag{2-7-16}$$

$$\cos i_4=\sqrt{1-n^2\sin^2 i_3} \tag{2-7-17}$$

将式(2-7-16)、式(2-7-17)代入式(2-7-15)中，并整理，有

$$\frac{di_4}{di_1}=-\frac{\cos i_1\cos i_3}{\cos i_2\cos i_4}=-\frac{\sqrt{\sec^2 i_2-n^2\tan^2 i_2}}{\sqrt{\sec^2 i_3-n^2\tan^2 i_3}}=-\frac{\sqrt{1+(1-n^2)\tan^2 i_2}}{\sqrt{1+(1-n^2)\tan^2 i_3}} \tag{2-7-18}$$

比较式(2-7-8)和式(2-7-18)两式，可得

$$\tan i_2=\tan i_3 \tag{2-7-19}$$

由于 i_2 和 i_3 均小于 $\frac{\pi}{2}$，所以 $i_2=i_3$，将其代入式(2-7-9)和式(2-7-10)两式可得 $i_1=i_4$. 由此可以得到偏向角 δ 存在最小值的条件是

$$i_2=i_3 \quad 或 \quad i_1=i_4 \tag{2-7-20}$$

此时入射光线 LD 和出射光线 ER 相对于棱镜对称，在偏向角 δ 为最小值的条件下，将式(2-7-20)代入(2-7-7)，得到

$$\delta_{\min}=2i_1-\alpha \tag{2-7-21}$$

因为 $\alpha=i_2+i_3$，$i_2=i_3$，所以

$$i_2 = \frac{\alpha}{2} \tag{2-7-22}$$

由式(2-7-9)、式(2-7-21)和式(2-7-22)，得

$$n = \frac{\sin i_1}{\sin i_2} = \frac{\sin\frac{1}{2}(\delta_{\min} + \alpha)}{\sin\frac{1}{2}\alpha} \tag{2-7-23}$$

由式(2-7-23)可知，只要测出棱镜顶角α和棱镜对单色光折射的最小偏向角$\delta_{\min}$，即可求得棱镜对该单色光的折射率n.

(四)装置介绍

1. 分光计

分光计是用于测量角度的精密光学仪器，它主要由平行光管、望远镜、载物台和刻度盘(读数装置)四部分组成. 图 2-7-3 为分光计的结构图.

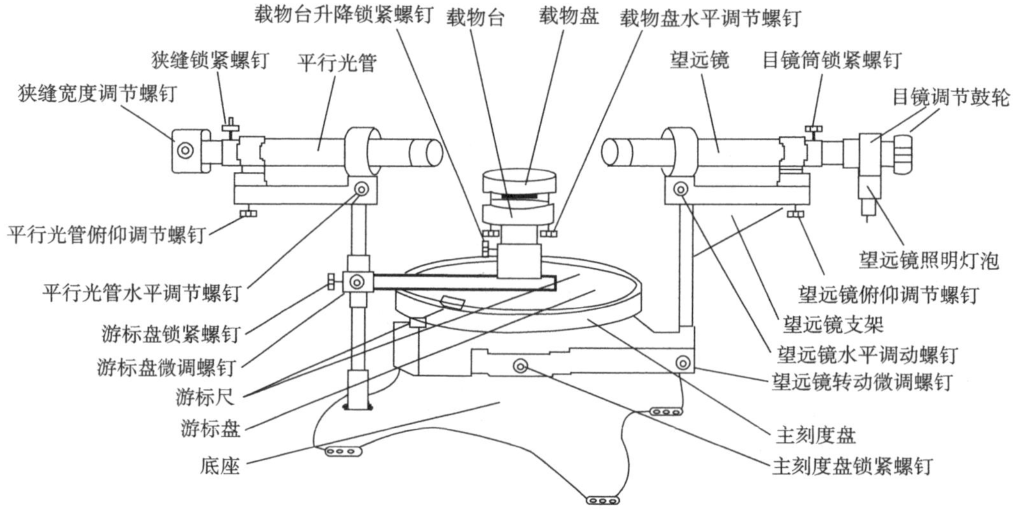

图 2-7-3　一种常用分光计的结构图

(1)平行光管：平行光管由狭缝和消色差透镜组两部分构成，平行光管的作用是将非平行光变成线状平行光. 平行光管和分光计的底座连在仪器上. 狭缝的宽度可用狭缝宽度调节螺钉调节，狭缝与透镜组的距离也可以调节，当狭缝位于透镜组的焦平面上时，平行光管所产生的光便是平行光. 平行光管的俯仰角和水平也均可调节.

(2)望远镜：望远镜由自准目镜、叉丝和物镜组成. 望远镜用来观察平行光，望远镜支架和刻度盘连接在一起,可以和刻度盘一起绕分光计的中心轴旋转. 望远镜照明灯泡通电后发出的光通过与镜轴呈 45° 角的半透半反玻璃反射照亮叉丝，叉丝与目镜和物镜的距离可调节，利用自准法可以调整望远镜适合于观察平行光. 望远镜调节好后，从目镜中同时可以看清叉丝和叉丝的像，且二者之间无视差. 目镜和叉丝间的距离可以通过旋转目镜来调节，目镜和叉丝安装在一圆形套筒上，调节旋钮便可以调节套筒和目镜间的距离，望远镜俯仰角调节螺钉用于调节望远镜的水平度.

(3)载物台：载物台用来安放光学元件. 载物台上有用于固定光学元件的弹簧片，台下有三

个用于调节载物台倾斜度的螺丝和一个可以控制载物台单独升降和锁紧的载物台升降锁紧螺钉.

(4)读数装置：读数装置由刻度盘和游标构成，可以读取所需测量的角度. 读数装置的读数方法类似于游标卡尺. 刻度盘一周为360°，被分成720等份，所以最小分度为0.5°. 读数时，整数个0.5°通过主尺读出，小于0.5°角度通过游标读出，游标上刻有30等份小格，和主尺上29个小分度代表角度相同，亦即游标尺上30小分度要比主尺上30小分度少0.5°，故游标尺上的每一个小分度要比主尺上的一个小分度少$\frac{0.5°}{30}=\left(\frac{1}{60}\right)^{\circ}=1'$，所以其准确度为$\left(\frac{1}{60}\right)^{\circ}$或1′. 如图2-7-4所示，度数为116°12′.

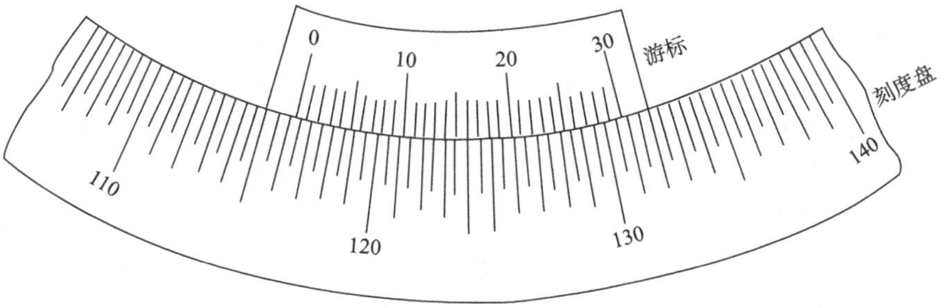

图2-7-4　分光计的读数

2. 钠光灯

钠光灯点燃后发射出波长589nm和589.6nm的黄光，实验中取其平均值589.3nm作为钠黄光波长值. 额定工作电压交流20V左右，额定工作电流交流1.3A左右. 需通电预热3～5min才可正常发光，但也需要注意使用时间不宜过长.

3. 变压器

将220V交流电变成20V左右交流电为钠光灯供电.

4. 光栅

实验中所用光栅是用塑性胶棉印刷的复制光栅. 实验中采用300线光栅，即光栅常数为$\frac{1}{300}$mm.

5. 三棱镜

由光学玻璃制成三棱镜，本实验三棱镜主截面为等边三角形.

(五)实验步骤

1. 调整分光计

调整分光计就是要达到望远镜聚焦于无穷远处；望远镜和平行光管的中心光轴一定要与分光计的中心轴相互垂直，平行光管射出的光是平行光.

1)调整望远镜

(1)调望远镜聚焦于无穷远处.

目测粗调：由于望远镜的视场角较小，开始一般看不到反射像. 因此，先用目视法进行粗调，使望远镜光轴、平台大致垂直于分光计的转轴. 然后打开小灯的电源，放上双面镜(为了调节方便，应将双面镜放置在平台上任意两个调节螺丝的中垂线上，且镜面与平台面基本垂直)，转动平台，使从双面镜正、反两面的反射像都能在望远镜中看到. 若十字像偏上或偏下，适当调节望远镜的倾斜度和平台的底部螺丝，使两次反射像都能进入望远镜中.

用自准直法调节望远镜：经目测粗调，可以在望远镜中找到反射的十字像. 然后通过调节望远镜的物镜和分划板间的距离，使十字像清晰，并且没有视差(当左右移动眼睛时，十字像与分划板上的叉丝无相对移动)，说明望远镜已经聚焦到无穷远处，即平行光聚焦于分划板的平面上.

(2)调望远镜光轴垂直于仪器转轴.

利用自准法可以分别观察到两个亮十字的反射像. 如果望远镜光轴与分光计的中心轴相垂直，而平面镜反射面又与中心轴平行，则转动载物平台时，从望远镜中可以两次观察到由平面镜前后两个面反射回来的亮十字像与分划板准线上部十字线完全重合. 如果不重合，而是一个偏低，一个偏高，可以通过半调整法来解决，即先调节望远镜的高低，使亮十字像与分划板准线上部十字线的距离为原来的一半，再调节载物平台下的水平调节螺丝，消除另一半距离，使亮十字像与分划板准线上部十字线完全重和. 将载物平台旋转 180°，使望远镜对着平面镜的另一面，采用同样的方法调节，如此反复调整，直至从平面镜两表面反射回来的亮十字像与分划板准线上部十字线完全重合为止.

2)调整平行光管

(1)将望远镜对准平行光管. 将预热好的钠光灯置于平行光管狭缝前 1～2cm 位置，使钠光灯照亮狭缝.

(2)调节狭缝的宽度为 1mm 左右(测量三棱镜折射率时，宽度可适当小一些)，然后调节狭缝前后位置，直至从望远镜看到清晰的狭缝的像.

(3)调节平行光管的倾斜度，使狭缝的像中点与叉丝交点相重合，即平行光管光轴与望远镜光轴重合，都垂直于仪器转轴.

2. 用光栅测钠光波长

1)放置光栅

将光栅放在载物台上，并使光栅所在平面和平行光管的轴线大致垂直. 以光栅所在平面作为反射面，利用自准法调节光栅面垂直于望远镜的轴线. 因为望远镜已经调整好，无须再调，只须通过载物台调节螺丝使从光栅面反射回来的像与原叉丝重合，随后固定载物台.

2)测量各级明纹的衍射角

(1)转动望远镜，使叉丝交点对准中央明纹中心，记下左右两个游标的读数 θ_{0L} 、 θ_{0R} .

(2)缓慢向右转动望远镜，同时一只眼睛观察目镜(注意此时眼睛不能与目镜接触，以免破坏已经调好的望远镜)，直至出现右侧第一级衍射明纹，使叉丝交点对准明纹中心，记下两个游标读数 $\theta_{右1L}$ 、 $\theta_{右1R}$.

(3)继续向右转动望远镜，找到第二级明纹，并使叉丝交点对准明纹中心，记下两个游标读数 $\theta_{右2L}$ 、 $\theta_{右2R}$.

(4)从中央明纹位置开始向左转起，找到左侧第一级明纹和第二级明纹，并记录下相应游标读数$\theta_{左1L}$、$\theta_{左1R}$、$\theta_{左2L}$、$\theta_{左2R}$.

3)计算钠光波长

将光栅常数和测量数据填入表2-7-1中，并计算各级衍射角和由各级衍射角所计算出的钠光波长，并计算波长平均值和相对误差.

表2-7-1　钠光波长的测量

	左侧第二级明纹		左侧第一级明纹		中央明纹		右侧第一级明纹		右侧第二级明纹	
测量角度	$\theta_{左2L}$	$\theta_{左2R}$	$\theta_{左1L}$	$\theta_{左1R}$	θ_{0L}	θ_{0R}	$\theta_{右1L}$	$\theta_{右1R}$	$\theta_{右2L}$	$\theta_{右2R}$
衍射角	第一级衍射角$\bar{\theta}_1$			第一级衍射角计算的波长λ_1				平均波长$\bar{\lambda}$		
	第二级衍射角$\bar{\theta}_2$			第二衍射角计算的波长λ_2						

3. 测量三棱镜折射率

1)放置三棱镜

将三棱镜三角形底面置于载物台上，然后旋转载物台，使三棱镜的一个折射面正对望远镜，调整载物台达到自准(注意望远镜已经调好，不能再调！). 再转动载物台使三棱镜的另一个折射面正对望远镜，调到自准，反复多次，直至转动载物台两个折射面均能达到自准.

2)利用自准法测量三棱镜的顶角

将预热好的钠光灯放置于平行光管前1～2cm处，使三棱镜的顶角位于载物台的中心位置，并对准平行光管的透镜中心，平行光管的光轴垂直于棱镜的底面. 发自平行光管的平行光入射于三棱镜的两个折射面时产生两束反射光. 将望远镜转到Ⅰ处找到狭缝的像，并将叉丝交点置于狭缝像的中心，记下两个游标所对应的角度φ_{1L}和φ_{1R}；然后利用同样方法在Ⅱ处找到狭缝像，记下两个游标所对应的角度φ_{2L}和φ_{2R}，由图2-7-5可知三棱镜的顶角

$$\alpha=\frac{\varphi}{2}=\frac{1}{4}\left[\left|\varphi_{2L}-\varphi_{1L}\right|+\left|\varphi_{2R}-\varphi_{1R}\right|\right] \tag{2-7-24}$$

3)测量最小偏向角

(1)将三棱镜放置于载物台上，使平行光管发出的光由一个折射面射入，另一个折射面射出，如图2-7-6所示.

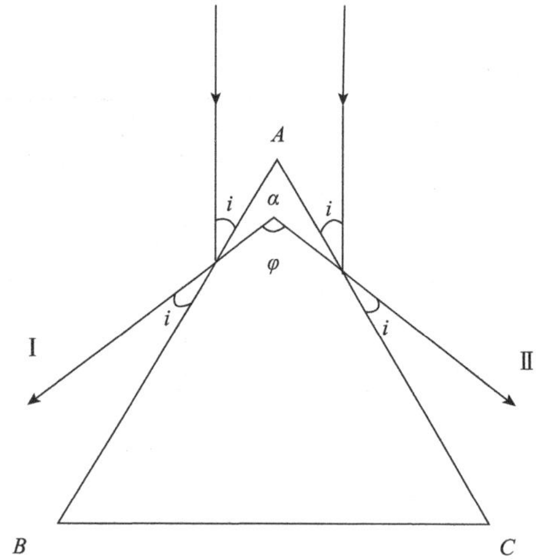

图 2-7-5 反射法测量三棱镜的顶角

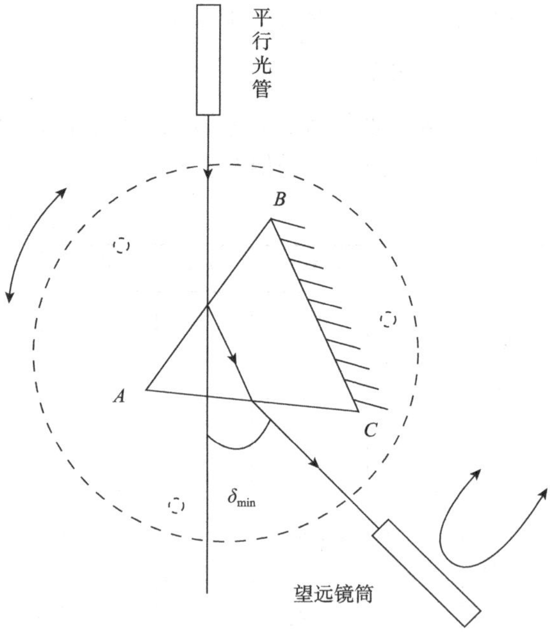

图 2-7-6 测量最小偏向角

(2) 找转折点. 望远镜找到发自平行光管经三棱镜发生两次折射后的光线，缓慢转动载物台，找到使偏向角减小折射光线移动的方向，继续转动载物台，直至偏向角逐渐减小然后又逐渐增大，即折射光线开始朝着反向方向运动的转折点，这就是最小偏向角的位置. 将望远镜的叉丝对准转折点处折射光线像的中心，记录下两个游标所对应的角度 θ_{1L} 和 θ_{1R} .

(3) 移去三棱镜，转动望远镜并对准平行光管，让望远镜中叉丝对准狭缝像的中心，记录下两个游标所对应的角度 θ_{2L} 和 θ_{2R} .

(4) 计算最小偏向角. 将两组读数代入下式计算最小偏向角

$$\delta_{min} = \frac{1}{2}\left[\left|\theta_{2L} - \theta_{1L}\right| + \left|\theta_{2R} - \theta_{1R}\right|\right] \tag{2-7-25}$$

将测量的三棱镜顶角 α 和最小偏向角 δ_{min} 代入式(2-7-23)，即可求出三棱镜对钠黄光的折射率 n.

表 2-7-2 三棱镜顶角及折射率测量

测三棱镜顶角 α					测三棱镜的折射率 n					
φ_{1L}	φ_{1R}	φ_{2L}	φ_{2R}	α	θ_{1L}	θ_{1R}	θ_{2L}	θ_{2R}	δ_{min}	n

（六）注意事项

(1) 钠光灯不可直接与 220V 交流电源相连，否则将损坏钠光灯.

(2) 光栅是精密光学元件，严禁用手直接触摸刻痕，以免弄脏或损坏光栅.

(3) 三棱镜的透光面也不能用手触摸.

(4)实验过程中应保持分光计已经调整好的状态不变.

(七)思考题

(1)如果光栅常数未知，在已知光源波长的情况下，能否用本实验装置测出光栅常数?
(2)试说明光栅光谱和棱镜光谱的异同.
(3)试说明利用自准法测量三棱镜顶角的原理和步骤.
(4)三棱镜最小偏向角和什么有关?

思考题答案

(1)根据光栅方程，若已知光源波长，利用光栅衍射方法测出衍射角和其所对应的级数即可测出光栅常数.

(2)光栅光谱和棱镜光谱都是光的色散现象. 光栅光谱是不同波长的光在晶格光栅的衍射角不同而产生的色散现象，棱镜光谱是不同波长的光在棱镜中的折射率不同而产生的色散现象.

(3)详见实验原理.

(4)最小偏向角和三棱镜顶角及折射率有关.

实验 2.8　用阿贝折射仪测量液体的折射率

实验性质：综合性实验
实验学时：3 学时
分组人数：2～4 人

(一) 实验目的

(1) 掌握利用阿贝折射仪测定液体折射率的原理和方法.
(2) 作出溶液的折射率与浓度标准曲线.

(二) 实验要求

能够熟练掌握阿贝折射仪测定液体浓度的方法.

(三) 实验器材

阿贝折射仪 1 台，不同浓度甘油若干瓶，蒸馏水 1 瓶，滤纸片或纱布若干.

(四) 实验原理

阿贝折射仪是进行折射测量的仪器. 它可以测量液体和固体的折射率，测量平均色散等.

折射率是一个很重要的物理量，不同物质折射率不同，同一种物质，如溶液，在不同浓度下折射率也不相同. 通过测定折射率，可以定量分析溶液的成分，检验物质的纯度，还可以通过折射率计算摩尔折射率、极性分子的偶极矩等. 此外，阿贝折射仪还是进行分子结构测量的重要设备. 由于利用阿贝折射仪测量液体折射率时，具有取样少、操作快，读数精确(可以读出五位有效数字)等优点，阿贝折射仪已成为医学诊断和快速药检中常用的仪器.

在人的体液和许多药物的液体制剂中，有一系列重要的物理量，如密度、浓度、黏度等，都和折射率存在确定的依从关系，若作出折射率与它们依从关系的实验曲线，只要测出一个待测样品的折射率，并借助经验公式，就能推算出一系列重要的物理性质. 因此，阿贝折射仪还可以进行检验分析，即折光分析.

阿贝折射仪是依据全反射原理设计的. 按照光的折射定律，光由光密介质进入光疏介质，折射角大于入射角. 连续增大入射角，折射角可达 90°，这时的入射角叫临界角. 入射角大于临界角就会发生全反射现象. 反之，当光由光疏介质进入光密介质时，入射角最大可趋近 90°，而折射角最大不超过临界角. 阿贝折射仪有两个形状相同的棱镜 ABC 和 DEF，如图 2-8-1 所示，其间夹着折射率为 n' 的待测液体，棱镜的折射率 n 大于 n'. 当光线照射到进光棱镜 DEF 的磨砂平面 DF 上时，在漫反射作用下，DF 面成了新的发光平面. 折光棱镜 ABC 的 AC 面上每一点，都可以收到来自各个方向的光线. 以 O 点为例，其中 SO 的入射角最大，趋于 90°，它的折射角也是最大的，趋于临界角 i. 通过 O 点射向 AB 面的诸光线中，只有 $SORL$ 穿出 AB 面时出射角度 r 最大，其余出射光线都分布在 RL 左侧. 因此在望远镜的视野中，将可以看到一个半明半暗的图像. 只要测出明暗分界线相对应的角度 r，就能求出待测液体的折射率.

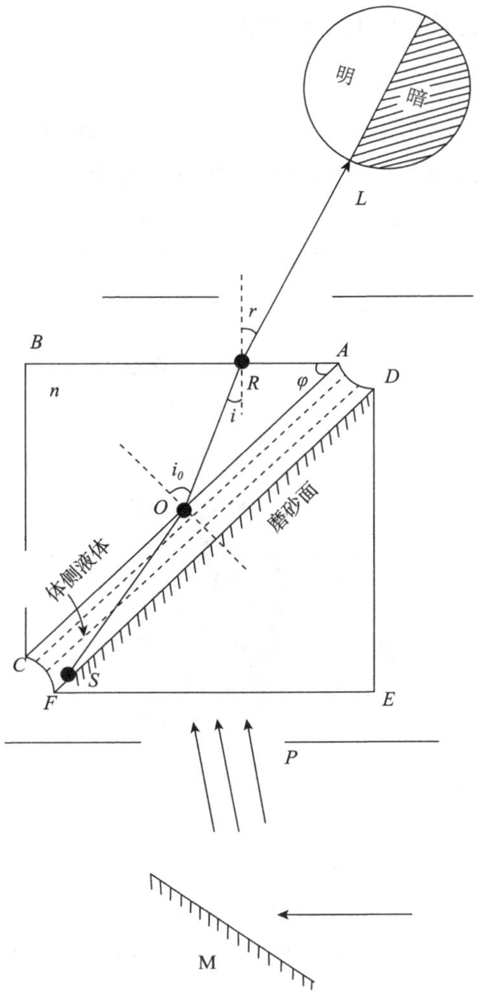

图 2-8-1　阿贝折射仪工作原理

在图 2-8-1 中，就 O 点而言

$$n'\sin 90° = n\sin i_0 \tag{2-8-1}$$

由三角形内、外角关系知

$$90°+i_0 = i + 90° + \varphi \tag{2-8-2}$$

所以

$$n' = n\sin i\cdot\cos\varphi + n\cos i\cdot\sin\varphi \tag{2-8-3}$$

就 R 点而言，空气折射率为 1，则

$$n\sin i=\sin r \tag{2-8-4}$$

代入式(2-8-3)可得

$$n' = \sin r\cos\varphi + \sin\varphi\sqrt{n^2-\sin^2 r} \tag{2-8-5}$$

可见，当棱角 φ、棱镜折射率 n 已知时，待测液体折射率 n' 由射出的角度 r 唯一确定．只要测出出射角度 r，也就是视野中明暗分界线的位置，就可算出 n'．实际上，在阿贝折射仪的刻度

上，已经将出射角度 r 换算成了对应的折射率值.

（五）仪器介绍

阿贝折射仪的机械结构，如图 2-8-2 所示，主要包括底座（1）、连接二镜筒的支架（4）、圆盘（3）及棱镜组（8）几部分. 支架能绕主轴（9）旋转，便于工作者选择适当的工作位置. 圆盘（3）内有扇形齿轮板，玻璃度盘就固定在齿轮板上. 主轴（9）连接棱镜组（8）与齿轮板，当旋转手轮（2）时，扇形板带动度盘和主轴旋转，主轴又带动棱镜组（8）旋转，使明暗分界线位于视场中央，同时玻璃度盘转到一定位置，给出相应读数.

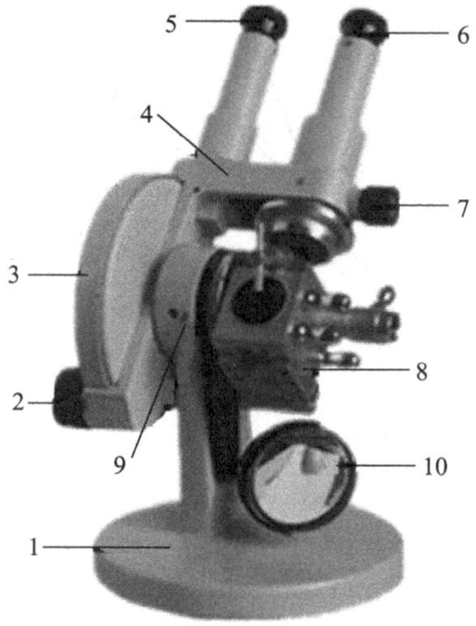

图 2-8-2　阿贝折射仪结构图

1. 底座；2. 旋转手轮；3. 圆盘；4．连接二镜筒的支架；5．读数系统镜筒；6．望远系统镜筒；7．阿米西棱镜手轮；8. 棱镜组；9. 主轴；10. 反光镜

按照光学系统，阿贝折射仪以两镜筒中间为界，可分为望远系统和读数系统两部分，如图 2-8-3 所示.

望远系统：光线由反光镜（10）进入进光棱镜（11）及折射棱镜（12），被测液体在棱镜（11）和（12）之间. 经阿米西棱镜（13）抵消由折射棱镜（12）及被测液体产生的色散. 由物镜（14）将有清晰分界线的部分亮、部分暗的视野成像于分析板（15）上，经目镜（16）和（17）放大后成像于观察者眼中.

读数系统：光线由小反光镜（25）反射，透过毛玻璃（24）照亮度盘（23），经转向棱镜（22）后，物镜（21）将度盘上的刻度线、刻度值成像于分划板（20）上. 经目镜（19）、（18）成像于观察者眼中，如图 2-8-4 所示.

测量时，首先打开棱镜组，将待测液体滴在进光棱镜的磨砂面上，用手柄锁紧棱镜组. 此步骤要求液体必须充满磨砂面，并均匀无气泡. 装好液体后，旋转手轮（2）使棱镜组（8）转动，直到望远系统视野中出现彩色条纹界线（色散导致）. 再调反光镜（10）和（25）使两个镜筒内视野明亮，同时旋转阿米西棱镜手轮（7）消除色散，使视野中亮、暗部分之间界线变为清晰分界线. 此时旋转手轮（2）使亮暗之界线与十字叉丝交点重合，如图 2-8-5 所示. 最后从读数系统的视野中读出折射率的数值（可读到五位有效数字）.

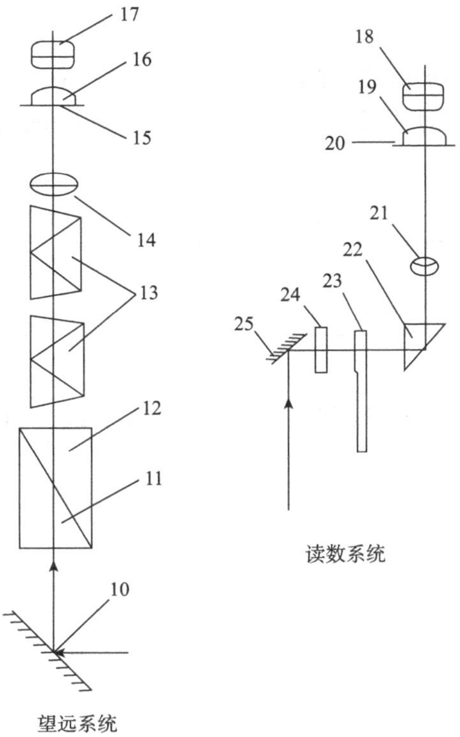

图 2-8-3　阿贝折射仪光学系统

(六)实验步骤

整个实验过程分校准仪器、测样品折射率和数据处理三个步骤.

1. 校准仪器

按上述方法测蒸馏水的折射率应该是 1.3330，如果不是这个读数就要校准.

校准的方法是：旋转手轮(2)使读数达到 1.3330，再将方孔调节扳手插在位于望远系统镜筒(6)下端的示值调节螺钉上，转动扳手，使视野亮、暗部分之间的界线与十字叉丝交点重合.

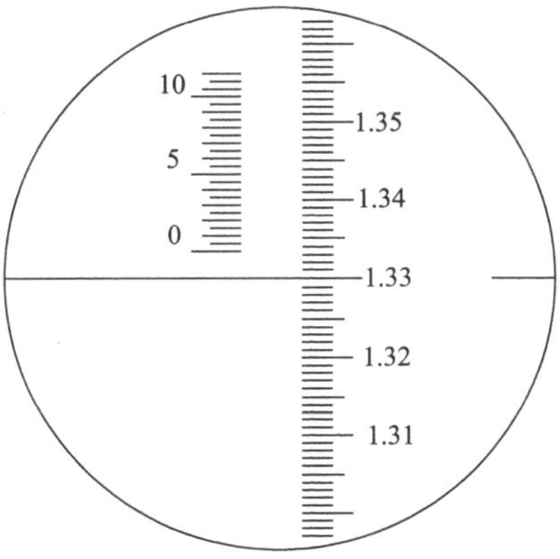

图 2-8-4　读数系统视野图

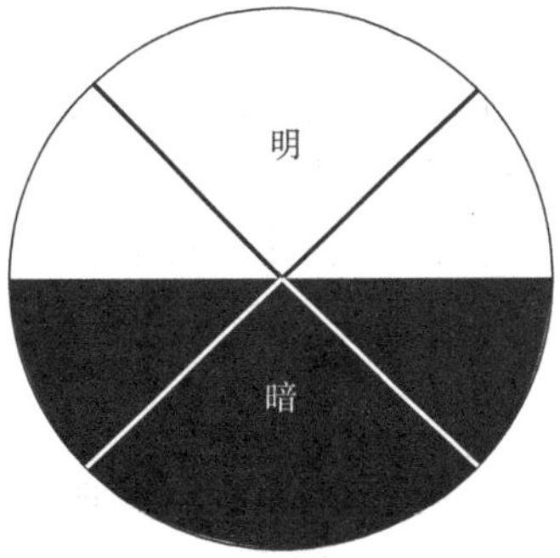

图 2-8-5　望远系统视野

2. 测样品的折射率

本实验待测液体为甘油的水溶液，其浓度分别为 10%、20%、30%、40%、50%、60%、70%、80%、90%、100%，另加上蒸馏水共十一个样品，分别装在玻璃瓶中. 请依次测量它们的折射率，填入表 2-8-1 中.

表 2-8-1　不同浓度下的折射率

浓度	0%	10%	20%	30%	40%	50%	60%	70%	80%	90%	100%
折射率											

3. 数据处理

(1) 在坐标纸上用目测法画出浓度和折射率关系经验直线，如图 2-8-6 所示.

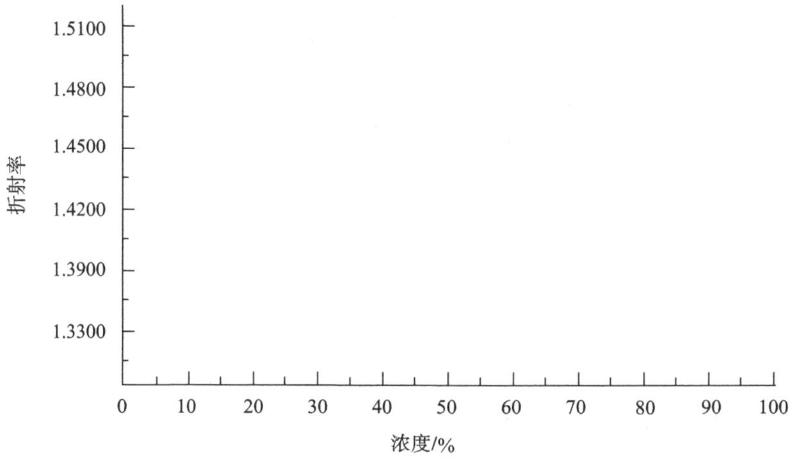

图 2-8-6　样品折射率坐标图

将每一对浓度、折射率的数据，在坐标纸上画出一个相应的点. 可以看出，这些点的分布接近于一条直线. 这表明甘油的折射率与浓度之间的依从关系，接近于线性关系. 为了得出线性方程式，可以用目测法借助于直尺画出经验直线，使大多数点都和这条线相距较近. 然后按照这条直线，求出斜率和截距的具体数值，得出经验方程.

$$Y = A + BX \tag{2-8-6}$$

式中，截距 A 是浓度为 0 时的折射率.按照这条直线或公式，一个新的样品，只要测出折射率，就可求出其相应的浓度值 X.

(2) 用线性回归法计算斜率和截距，画出回归直线.利用实验数据也可以通过计算直接求出这条直线的斜率和截距，得出直线方程

$$Y' = A + BX \tag{2-8-7}$$

画出相应的直线. 由实验数据画出的点，参差不齐地分布在直线附近. 与第 i 个自变量 X_i 相对应的实验值 Y_i 和计算值 Y_i' 的差叫做参差，参差可正可负，其平方都是正的，参差的平方和记作 Q

$$Q = \sum_{i=1}^{n} (Y_i' - Y_i)^2 \tag{2-8-8}$$

如果多个实验点都分布在直线附近，Q就小. Q的大小表示直线与实验数据点相互接近的程度. 怎样使Q尽量小呢？将式(2-8-7)代入式(2-8-8)得

$$Q=\sum_{i=1}^{n}(A+BX_i-Y_i)^2 \tag{2-8-9}$$

只要挑选最合理的参数A和B才能使Q最小. 从数学上讲，Q是双变量函数，Q中的X_i、Y_i都是已知的实验数据，在这里是常数，只有A和B是它的自变量. 使二元函数Q具有极小值的必要条件是Q对A的偏导数为零、Q对B的偏导数为零. 从这两个条件出发，分别求出两个偏导数，令它们等于零，便得出

$$B=\frac{n\sum X_iY_i-\sum X_i\sum Y_i}{n\sum X_i^2-(\sum X_i)^2}$$

$$A=\frac{1}{n}(\sum Y_i-B\sum X_i) \tag{2-8-10}$$

这样求得最佳参数A和B的方法叫最小二乘法. 在数理统计中，由实验数据X_i、Y_i（i=1，2，…，n）求出直线方程(2-8-7)的方法，叫一元线性回归，直线方程中系数A和B叫一元线性回归系数.

将实验数据代入式(2-8-10)求A和B，可用计算器或在计算机上进行，计算机程序还可以绘出式(2-8-7)的直线图形.

（七）注意事项

(1)为了保证测量的精度，要求样品要纯、浓度要准确. 要做到这一点，必须每做一个样品要把与液体接触的二镜面清洗干净，避免上次测量的影响. 具体做法是：用滤纸片或纱布将已测过的样品吸掉，再用蒸馏水清洗镜面后用滤纸片或纱布吸干. 特别注意不得用滤纸擦拭镜面，以防磨损磨砂面.

(2)样品小瓶的吸管塞随手塞上，避免张冠李戴. 因吸管内不可避免地充有溶液，乱塞吸管会使样品浓度混合并发生改变.

（八）思考题

(1)用目测法画出经验直线后，如何求直线的斜率？该斜率与几何意义下的斜率是否相同？

(2)阿贝折射仪使用的是哪种光源？所测的折射率是对应的哪条谱线的折射率？

(3)进光镜的棱镜面为何是磨砂面？

(4)阿贝折射仪测定折射率的原理是什么？

思考题答案

(1)从经验直线上任意去两个点，分别读出每个点的坐标，根据$k=\frac{y_2-y_1}{x_2-x_1}=\frac{\Delta y}{\Delta x}$即可算出斜率. 几何意义下的斜率对应是直线与横轴之间夹角的正切值，两者相同.

(2)阿贝折射仪设计使用的是钠光源(平均波长为5.893×10^{-7}m)，由于阿米西棱镜是依据让D谱线直通(偏向角为零)的条件设计的，故所测得的折射率是对D谱线的折射率.

(3)磨砂的目的是产生漫反射的出射光，使待测液中有各种不同角度的入射光.

(4)阿贝折射仪是利用全反射原理设计的，当光由光密介质进入到光疏介质时，当入射角增加时，折射角最大可达 90°，此时入射角为临界角；根据光路可逆性，当光由光疏介质进入到光密介质时，入射角为 90°时，折射角最大为临界角，在视野处可观察到明暗分界线.

实验 2.9　用传感器进行温度测试

实验性质： 综合性实验

实验学时： 3 学时

分组人数： 2～4 人

(一) 实验目的

(1) 了解 PT1000 温度传感器的特性及使用方法.

(2) 掌握温度测试电路的原理及设计方法.

(二) 实验要求

(1) 实验前自学传感器的基本知识，了解温度传感器的工作原理.

(2) 每位同学独立完成实验数据测量，对测量结果进行分析，完成实验报告.

(三) 实验内容

利用铂电阻温度传感器 PT1000 构成的测温电路，将测得的温度信号送入单片机处理，所测得的温度值在计算机上实时显示，温度值范围为 0～100℃.

(四) 实验仪器

YLSY-01 生物医学传感器实验箱右侧上方有一个通信指示灯 (LED)，当实验箱与计算机联机通信成功时通信指示灯点亮，表示实验箱与计算机处于联机通信测试状态，实验数据、曲线和参数均可在计算机上显示和保存.

本实验箱供电电源为直流+10V～+18V/1A，由外部电源提供. 在实验前，用导线将电源引入实验箱左上侧的两个标有+15V 和 GND 字样的接线柱，正端接红色接线柱，负端接黑色接线柱.

打开 PCB 板上的电源开关，电源指示 (绿色) 灯亮，表明电源接通，可以正常操作. 当出现异常时，应首先关闭电源，再检查相关电路，正常后再重新开启电源. 实验前用 USB 连接线将实验箱的 USB 口与计算机 USB 口相连. 在计算机退出联机通信操作之前，不要关闭实验箱电源.

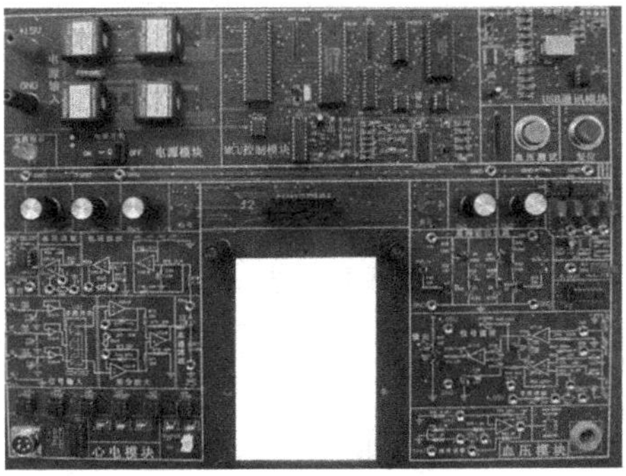

图 2-9-1　电路布局图

(五) 实验原理

传感器 (transducer/sensor) 是一种检测装置，能感受到被测的非电信息，并能将感受到的信息，按一定规律变换成为电信号或其他形式的信息输出，以满足信息的传输、处理、存储、显示、记录和控制等要求.

传感器的存在和发展，让物体有了触觉、味觉和嗅觉等“感官”，让物体慢慢变得活了起来. 通常根据其基本感知功能分为热敏元件、光敏元件、气敏元件、力敏元件、磁敏元件、湿敏元件、声敏元件、放射线敏感元件、色敏元件和味敏元件等十大类.

温度传感器测温原理：根据电阻阻值、热电偶的电势随温度不同发生有规律的变化的原理，可以得到所需要测量的温度值. 温度传感器的种类很多，现在经常使用的有热电阻：PT100、PT1000、Cu50、Cu100；热电偶：B、E、J、K、S 等. 温度传感器不但种类繁多，而且组合形式多样，应根据不同的场所选用合适的产品.本实验采用的是 PT1000 型热电阻.

(1) 温度测试电路原理图如图 2-9-2 所示.

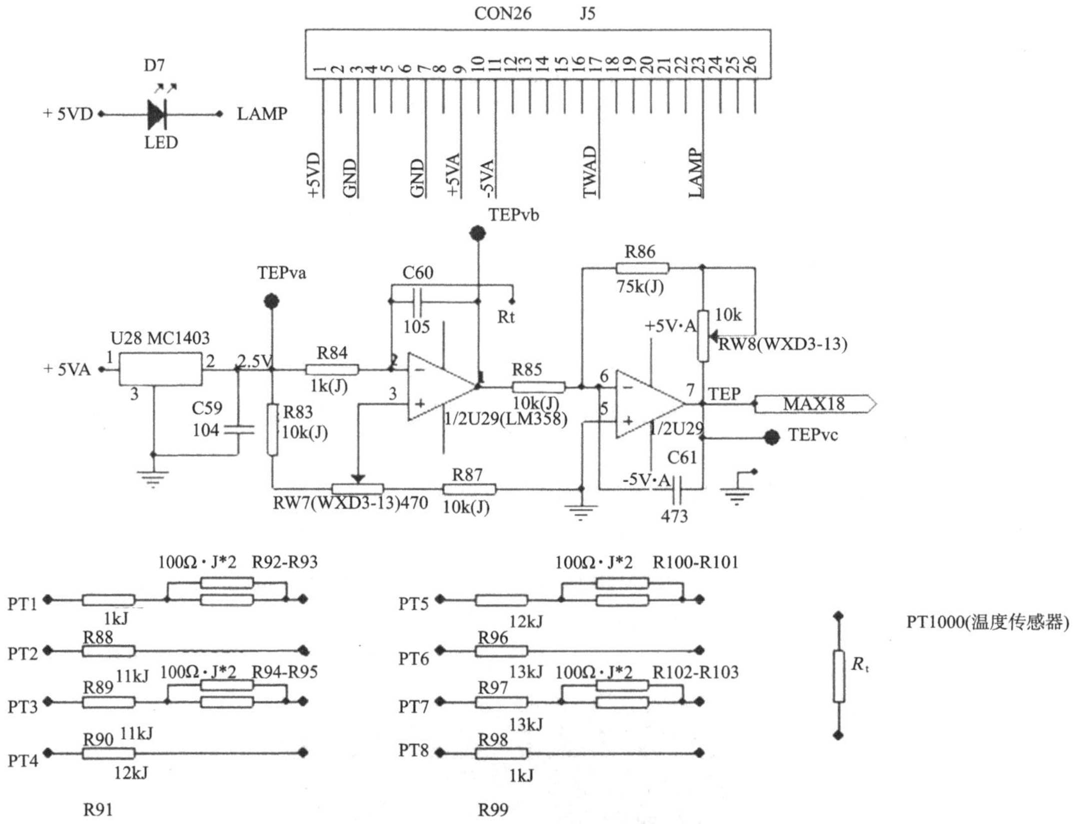

图 2-9-2 温度测试电路原理图

(2) 温度传感器由铂电阻 PT1000 构成，铂电阻一般以 0.03～0.07mm 的纯铂丝绕在平板型支架上，用银导线作引出线. 铂电阻属无源器件，性能比较稳定. PT1000 是铂电阻温度传感器，适用于测量−60～+400℃的温度. PT1000 在 0℃时，阻值为 1000Ω，随着温度的变化电阻值呈线性变化，温度每变化 1℃，电阻值相应变化 3.90Ω.

(3) 测温电路为恒流电路，即流经 R_t 的电流恒定.当温度变化时，PT1000 温度传感器的电阻值相应变化，由于流经温度传感器的电流不变，其上电压随着阻值的变化而变化，TEPvb 点的电压值亦随着变化，它反映的就是温度变化状况，后边由 R85，R86，RW8 和运放组成的电路将 TEPvb 点的电压放大到 0～5V 范围内供 A/D 转换电路进行转换. 在图 2-9-2 中，假定 U29 的反相输入(2 脚)电压为 e_1，流经 R_t 的电流是 i_1，则有以下公式成立：

$$i_1 = \frac{v_{\text{in}} - e_1}{R_{84}} \tag{2-9-1}$$

式中，V_{in} 为 2.5V.

$$\text{TEPvb} = e_1 - \frac{v_{\text{in}} - e_1}{R_{84}} R_t \tag{2-9-2}$$

(4) 表征温度的电压量送入 A/D 转换电路，MCS-51 内的温度测试功能模块将其转换成数字量，经过处理换算，在计算机上显示其温度值.

(六) 实验步骤

温度测试电路布局如图 2-9-3 所示.

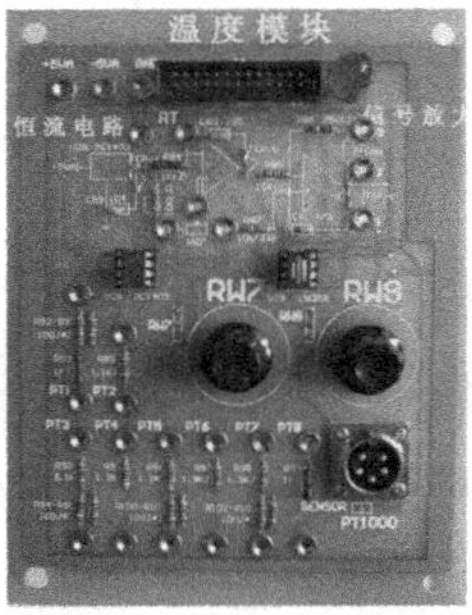

图 2-9-3　温度测试电路布局图

(1) 用连接线将主板和模板相连，连接方法是：将扁平连接线两头的插头分别对应地插到主板和模板上的插座上，如图 2-9-4 所示，主板插座与其相同.

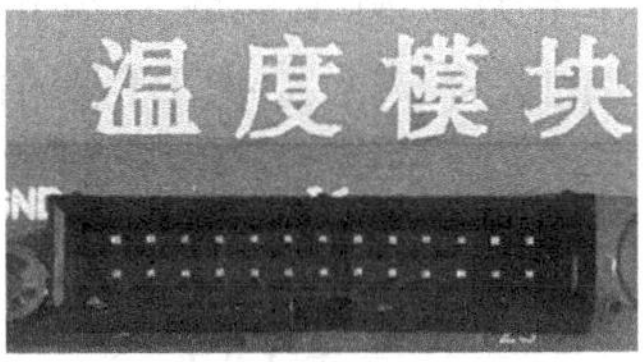

图 2-9-4　模板插座示意图

(2) RW8 是调整放大倍数的电位器，如图 2-9-5 所示，用欧姆表测量 RW8 的阻值是否为 5kΩ 左右，若偏离则调整 RW8 为 5kΩ，作为放大倍数的粗调. 调整方法是：在不接线的情况下，测量 2 和 3 连接孔之间的电阻，调整电位器 RW8，使其电阻达到 5kΩ，测好以后用插线将用虚线相连的两个连接孔 1 和 2 连起来.

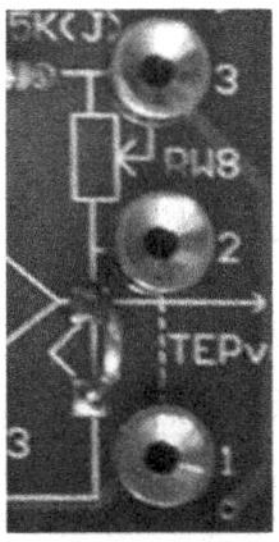

图 2-9-5　调整放大倍数电位器

注：在测量电阻值时，应将电阻或电位器与电路断开.

由于元器件参数存在差异，最好在测试前，将温度传感器放入恒温液体(如水)，用电阻表测量传感器的电阻值，按照 3.90Ω 对应 1℃的关系换算成温度，如果偏离此值，则调整 RW8.

(3)不接温度传感器，用插线将 PT8 的两端(1000Ω)与 RT 的两端分别相连，如图 2-9-6 所示.

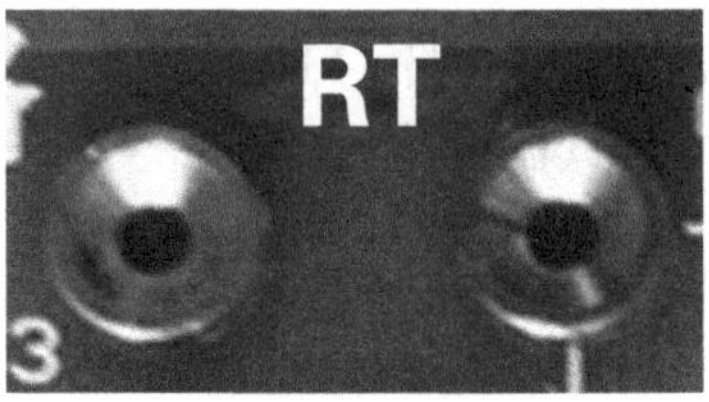

图 2-9-6

(4)调零：调整 RW7，如图 2-9-7 所示，使得运放 U29 的 1 脚输出电压(TEPvb)为零或者接近于零(一般为+1mV 以内)，用电压表监测.

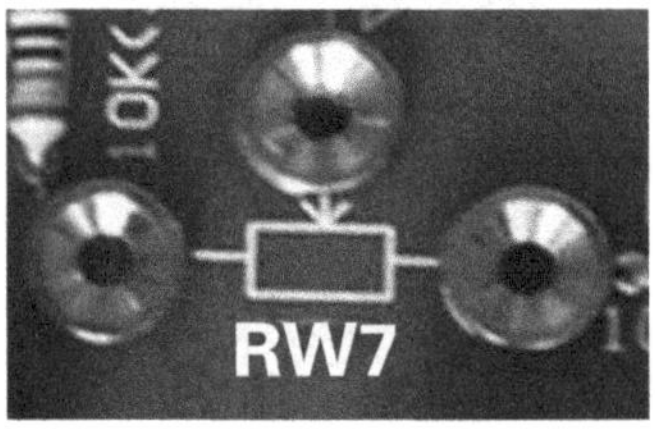

图 2-9-7

(5)满量程调整：将 PT8 与 RT 断开，用插线将 PT7 的两端(1350Ω)与 RT 的两端分别相连，此时联机测量温度，显示的温度值应为 89.7℃左右，如果不符合，调整 RW8.

(6)依次分别将 PT1～PT8 与 RT 相连，测量运放 U29 的 7 脚输出电压 TEPvc，记录各组数据，应符合实验原理中式 2-9-2 给出的关系式，绘出 PT 阻值与输出电压的关系曲线，观察并验证其线性度. PT1～PT8 阻值如表 2-9-1，由于电阻的离散性，实际电阻值可能与表中所列存在误差，应以实际电阻值为准.

表 2-9-1

PT*i*	PT1	PT2	PT3	PT4	PT5	PT6	PT7	PT8
阻值/Ω	1050	1100	1150	1200	1250	1300	1350	1000
TEPvc/V								
温度值/℃								

(7)将 PT*i* 与 RT 的连接断开，接入温度传感器 PT1000，用示波器(慢扫描)监视输出信号 TEPvc，将 PT1000 放入 0～100℃的液体中，温度传感器阻值的变化引起输出信号波形变化，波形自起始点 10%变化到稳定点 90%的时间 t 即为传感器的延迟时间，可用不同温度的液体测量温度传感器的延迟时间.

(8)在实验箱 USB 指示灯亮的情况下，点击“温度实验”按钮进入温度测试.

(9)点击“测试”按钮，温度测试开始，显示的温度值为摄氏温度值，随着温度传感器的信号的变化，显示的温度值不断被刷新，显示如图 2-9-8 所示. 温度的最小显示值为 0℃，最大值为 100℃. 如要停止温度测试，点击“停止”按钮即可.

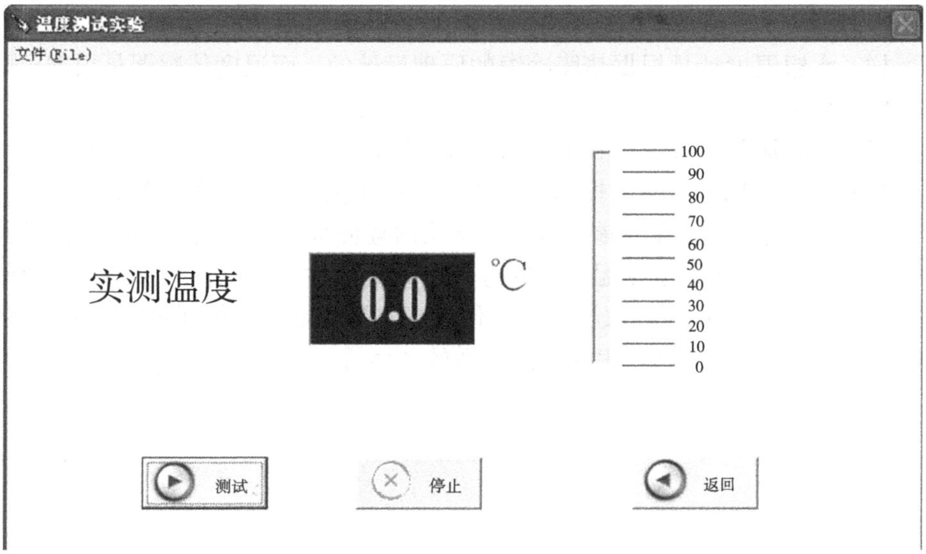

图 2-9-8

(10)将 PT1～PT8 与 RT 断开，插入温度传感器，让温度传感器暴露在空气中，此时所测的温度即为室温.

(11)将温度传感器放在掌心或腋下 3min 以上，并确保紧密接触，显示的温度值即为体温，通常情况下，腋下温度比掌心温度略低.

(12)可将温度传感器放入已知温度的液体中，如温水，测量液体的温度.

(13)在测试结束后，可点击菜单“文件”(&File)下的子菜单“数据保存为 txt 文件”(&Save).

(14)测试数据即保存为文本文件. 学生可在老师指导下编写计算机程序，调用文本文件.

(15)实验结束，将所有连接线除去.

(七)注意事项

实验时，严禁带电装卸集成电路或更换元器件. 严禁在联机通信状态带电拔 USB 通信线. 拔传感器时，不要用手直接拉传感器线，应握住传感器根部插头拔除. 禁止将插线或其他导体放置于实验箱 PCB 板上，以免造成短路，损坏器件.

(八)思考题

(1)什么是传感器？常见传感器有哪些？

(2)水银温度计和温度传感器的测温原理一样吗？

(3)如果某个同学测量的温度值比其他同学的都高 3℃，可能是什么原因？

(4)温度传感器在临床中有哪些应用？

思考题答案

(1)传感器是一种检测装置，能感受到被测的非电信息，并能将感受到的信息，按一定规律变换成为电信号或其他所需形式的信息输出. 根据其基本感知功能分为热敏元件、光敏元件、气敏元件、力敏元件、磁敏元件、湿敏元件、声敏元件、放射线敏感元件、色敏元件和味敏元件等十大类.

(2)不一样，水银温度计是根据热胀冷缩的原理设计的，而温度传感器是根据电阻阻值、热电偶的电势随温度不同发生有规律的变化的原理来测量.

(3)可能是调零电阻没有设置好，应检查 RW7 电阻的调零点.

(4)温度传感器可以用来实时监控病人的体温，或测量医疗仪器的温度.

举例来说，对某些急性病症或重症病人需要实时监测体温，就可使用温度传感器；另外婴幼儿或精神病患者在使用传统水银温度计时存在一定危险性，温度传感器测量体温的方式就显得更加稳妥. 除此之外，一些医疗仪器要求工作温度非常稳定，也可通过温度传感器实时测量，比如恰当地调节保温箱，能够给新生儿营造舒适的环境等.

实验 2.10　用超声光栅声速仪测量声速

实验性质： 操作性实验
实验学时： 3 学时
分组人数： 2～4 人

(一) 实验目的

(1) 熟悉超声光栅声速仪的构造，掌握其使用方法.
(2) 测量蒸馏水中的声速.

(二) 实验要求

(1) 掌握光栅衍射的原理与应用.
(2) 熟练掌握超声波的性质及其在液体中的传播规律.

(三) 实验器材

超声光栅声速仪、分光计、钠光灯、蒸馏水

(四) 实验原理

光波在介质中传播时被超声波衍射的现象，称为超声致光衍射(亦称声光效应).

超声波作为一种纵波在液体中传播时，其声压使液体分子产生周期性的变化，促使液体的折射率也相应地作周期性的变化，形成疏密波. 此时，如有平行单色光沿垂直于超声波传播方向通过这疏密相同的液体，就会被衍射，这一作用，类似光栅，所以称为超声光栅.

超声波传播时，如前进波被一个平面反射，会反向传播. 在一定条件下前进波与反射波叠加而形成超声频率的纵向振动驻波. 由于驻波的振幅可以达到单一行波的两倍，加剧了波源和反射面之间液体的疏密变化程度. 某时刻，纵驻波的任一波节两边的质点都涌向这个节点，使该节点附近成为质点密集区，而相邻的波节处为质点稀疏处；半个周期后，这个节点附近的质点向两边散开变为稀疏区，相临波节处变为密集区. 在这些驻波中，稀疏作用使液体折射率减小，而压缩作用使液体折射率增大.在距离等于波长 A 的两点，液体的密度相同，折射率也相等，如图 2-10-1 所示.

单色平行光 λ 沿着垂直于超声波传播方向通过上述液体时，因折射率的周期变化，使光波的波阵面产生了相应的相位差，经透镜聚焦出现衍射条纹. 这种现象与平行光通过透射光栅的情形相似. 因为超声波的波长很短，只要盛装液体的液体槽的宽度能够维持平面波(宽度为 l)，槽中的液体就相当于一个衍射光栅. 图 2-10-1 中行波的波长 A 相当于光栅常数. 由超声波在液体中产生的光栅作用称为超声光栅. 当满足声光拉曼-奈斯衍射条件 $2\pi\lambda l / A^2 \ll 1$ 时，这种衍射相似于平面光栅衍射，可得如下光栅方程

$$A\sin\varphi_k = k\lambda \tag{2-10-1}$$

式中，k 为衍射级次，φ_k 为零级与 k 级间夹角.

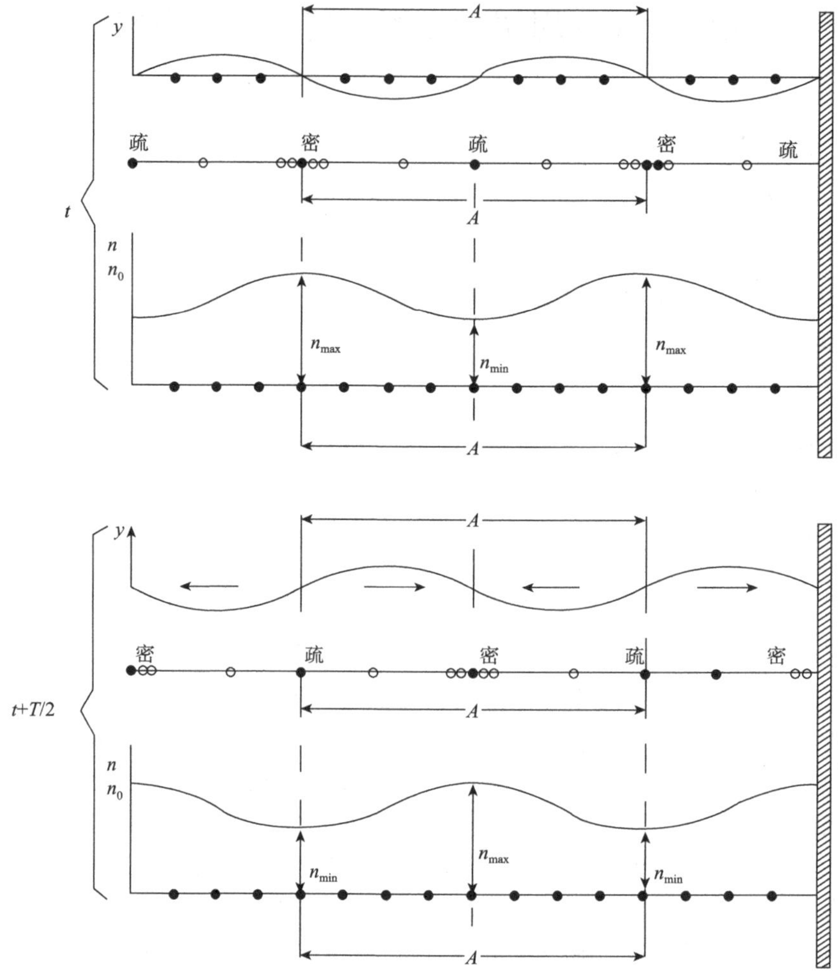

图 2-10-1 在 t 和 $t+\frac{T}{2}$（T 为超声振动周期）两时刻振幅 y，液体疏密分布和折射率 n 的变化

在调好的分光计上，由单色光源和平行光管中的会聚透镜（L_1）与可调狭缝 S 组成平行光系统，如图 2-10-2 所示.

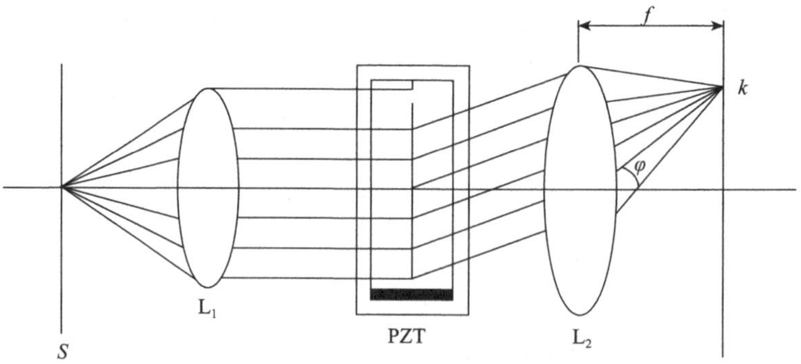

图 2-10-2 WSG-I 超声光栅仪衍射光路图

让光束垂直通过装有锆钛酸铅陶瓷片（或称 PZT 晶片）的液槽，在玻璃槽的另一侧，用自准直望远镜中的物镜（L_2）和测微目镜组成测微望远系统. 若振荡器使 PZT 晶片发生超声振动，形

成稳定的驻波，从测微目镜即可观察到衍射光谱. 从图 2-10-2 中可以看出，当 φ_k 很小时，有

$$A\sin\varphi_k = \frac{l_k}{f} \tag{2-10-2}$$

其中，l_k 为衍射光谱零级至 k 级的距离，f 为透镜的焦距. 所以超声波波长

$$A = \frac{k\lambda}{\sin\varphi_k} = \frac{k\lambda f}{l_k} \tag{2-10-3}$$

超声波在液体中的传播速度

$$V = A\nu = \frac{\lambda f \upsilon}{\Delta l_k} \tag{2-10-4}$$

式中，υ 是振荡器和锆钛酸铅陶瓷片的共振频率，Δl_k 为同一色光衍射条纹间距.

（五）实验装置

超声光栅声速仪由超声信号源、超声池、高频信号连接线、测微目镜等组成，并配置了具有 11MHz 左右共振频率的锆钛酸铅陶瓷片. 实验以分光计为实验平台.超声信号源面板如图 2-10-3 所示，超声池在分光计上的放置位置如图 2-10-4 所示.

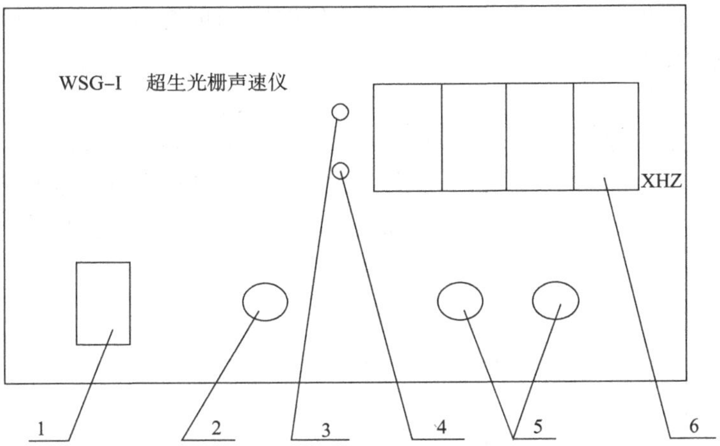

图 2-10-3　超声信号源面板示意图

1. 电源开关；2. 频率微调钮；3. 正常工作指示灯；
4. 保护状态指示灯；5. 高频信号输出端(无正负极区别)；6. 频率显示窗

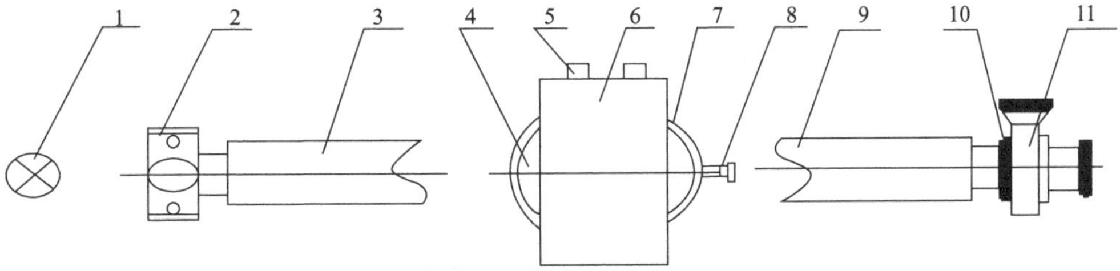

图 2-10-4　液槽放置示意图(其中 2、3、4、9 为分光计配置)

1. 单色光源(钠或汞)；2. 狭缝；3. 平行光管；4. 载物台；5. 接线柱；6. 液体槽；
7. 液体槽座；8. 锁紧螺钉；9. 望远镜光管；10. 接筒；11. 测微目镜

(六)实验步骤

(1)用自准直法使望远镜聚焦于无穷远，望远镜的光轴与分光计的转轴中心垂直，平行光管与望远镜同轴并出射平行光，望远镜的光轴与载物台的台面平行. 目镜调焦使看清分划板刻线，并以平行光管出射的平行光为准，调节望远镜使观察到的狭缝清晰，狭缝应调至最小，实验过程中无须调节.

(2)采用钠光灯作光源.

(3)将待测液体(如蒸馏水、乙醇或其他液体)注入液体槽内，液面高度以液体槽侧面的液体高度刻线为准.

(4)将液体槽座卡在分光计载物台上(见图 2-10-4)，液体槽座的缺口对准并卡住载物台侧面的锁紧螺钉，放置平衡，并用锁紧螺钉锁紧.

(5)将此液体槽(可称其为超声池)平稳地放置在液体槽座中，放置时，转动载物台使超声池两侧表面基本垂直于望远镜和平行光管的光轴.

(6)两支高频连接线的一端各插入液体槽盖板上的接线柱，另一端接入超声信号源的高频输出端，然后将液体槽盖板盖在液体槽上.

(7)为保证仪器正常使用，仪器实验时间不宜过长，故在超声信号源电源上设置了定时选择开关. 开启超声信号源电源前，先选择定时时间. 定时时间可选四挡，分别为 60min，90min，120min 及不选定时(图 2-10-5)：

拨定时选择开关 1 号键向右边时，定时关闭，即不选定时；

拨定时选择开关 1 号键向左边，2 号键向左边时，定时选定为 60min；

拨定时选择开关 1 号键向左边，2 号键向右边，3 号键向左边时，定时选定为 90min；

拨定时选择开关 1 号键向左边，2、3 号键向右边，4 号键向左边时，定时选定为 120min.

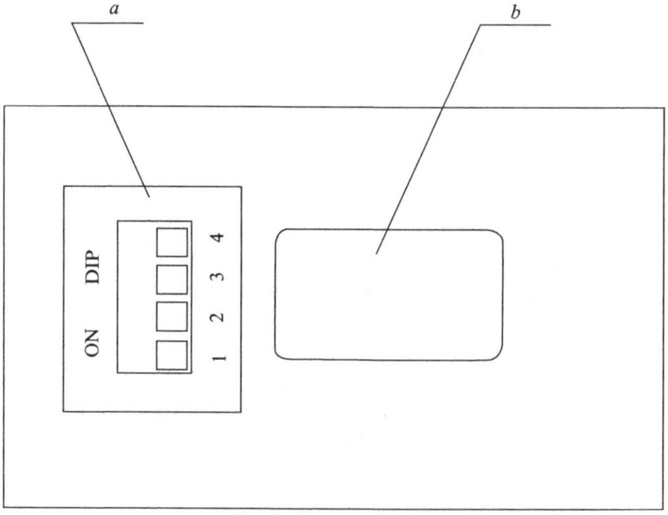

图 2-10-5 超声信号源后面板及定时选择开关示意图

a. 定时选择开关；*b*. 电源插座

(8)开启超声信号源电源，频率显示窗首先会显示被选定时的时间数，数秒后显示当时的振荡频率. 被选时间到达前 1min，超时报警灯开始连续闪烁，然后仪器自动停止工作，进入 10min 倒计时关机保护，此时保护状态指示灯亮；保护状态结束后，仪器将自动开机，并进入正常工作状态.

(9)从分光计目镜观察衍射条纹，仔细调节超声光栅声速仪频率微调钮，使电振荡频率与锆钛酸铅陶瓷片固有频率共振，此时，衍射光谱的级次会显著增多且更为明亮.

(10)左右转动分光计载物台，使射于超声池的平行光束完全垂直于超声波，同时观察视场内的衍射光谱左右级次亮度及对称性，直到从目镜中观察到稳定而清晰的左右各三、四级的衍射条纹为止.

(11)按上述步骤仔细调节，可观察到左右各三、四级或以上的衍射光谱.

(12)取下阿贝目镜，换上测微目镜，接筒在出厂时已装在测微目镜上，调焦目镜，使清晰观察到衍射条纹. 利用测微目镜逐级测量其位置读数(如从−2，…，0，…，…+2)，再用逐差法求出条纹间距的平均值.

表 2-10-1　数据记录表格

液体	共振频率	衍射条纹位置					衍射条纹间距
		−2	−1	0	1	2	

(13)声速计算公式为

$$V_c = \lambda \nu f / \Delta l_k \qquad (2\text{-}10\text{-}5)$$

式中，λ 为光波波长；ν 为共振时频率计的读数；f 为望远镜物镜焦距(仪器数据)；Δl_k 为同一种颜色光的衍射条纹间距.

表 2-10-2　声波在下列物质中的传播速度（20℃纯净介质）

液　体	t_0/℃	V_0/(m/s)	A/(m/s・K)
苯　胺	20	1656	−4.6
丙　酮	20	1192	−5.5
苯	20	1326	−5.2
海　水	17	1510～1550	—
普通水	25	1497	2.5
甘　油	20	1923	−1.8
煤　油	34	1295	—
甲　醇	20	1123	−3.3
乙　醇	20	1180	−3.6

注：A 为温度系数，对于其他温度 t 的速度可近似按公式 $V_t = V_0 + A(t - t_0)$ 计算.

(七)注意事项

(1)锆钛酸铅陶瓷片未放入有介质的液体槽前，禁止开启信号源.

(2)超声池置于载物台上必须稳定，在实验过程中应避免震动，以使超声在液槽内形成稳定的驻波.导线分布电容的变化会对输出电频率有微小影响，测量数据时不能触碰连接超声池和高频信号源的两条导线.

(3)锆钛酸铅陶瓷片表面与对应面的玻璃槽壁表面必须平行，此时才会形成较好的表面驻波，因此实验时应将超声池的上盖盖平，而上盖与玻璃槽留有较小的空隙，实验时微微扭动一下上盖，有时也会使衍射效果有所改善.

(4)一般共振频率在 11MHz 左右，WSG-I 超声光栅声速仪给出 9.5～12MHz 可调范围.在稳定共振时，数字频率计显示的频率值应是稳定的，最多只有末尾有 1～2 个单位数的变动.

(5)实验时间不宜过长，原因有：其一，声波在液体中的传播与液体温度有关，时间过长，温度可能在小范围内有变动，从而会影响测量精度，一般测量可以待测液体温度同于室温，精密测量可在超声池内插入温度计测量；其二，信号源长时间处于工作状态，会对其性能有一定影响，尤其在高频条件下有可能会使电路过热而损坏，实验时，特别应注意不要长时间处于工作状态，以免振荡线路过热. 建议信号源限时功能设定在 60min 为宜.

(6)提取液槽应拿两端面，不要触摸两侧表面通光部位，以免污染，如已有污染，可用酒精乙醚清洗干净，或用镜头纸擦净.

(7)实验中液槽中会有一定的热量产生，并导致介质挥发，槽壁会使挥发气体凝露，一般不影响实验结果，但须注意液面下降太多致锆钛酸铅陶瓷片外露时，应及时补充液体至正常液面线处.

(8)实验完毕应将超声池内被测液体倒出，或把锆钛酸铅陶瓷片拿离液槽并用洁布檫干，不要将锆钛酸铅陶瓷片长时间浸泡在液槽内.

(9)以下两点可明显提高条纹清晰度和衍射级次：

①将分光计狭缝内的毛玻璃片卸除；

②光源尽量靠近狭缝.

(八)思考题

(1)什么是光栅衍射?

(2)超声光栅是如何形成的?

(3)为什么单次实验时间不宜过长?

思考题答案

(1)光栅是在一块透明的平板(如玻璃)上刻出一系列相互平行等宽又等间距的刻痕. 刻痕处因发生漫反射而不易透光,两刻痕之间透光部分相当于狭缝. 实用的光栅每毫米内含有的狭缝有数千条，甚至上万条. 当平行光垂直投射到光栅上，经过光栅衍射后，形成衍射图样. 光栅衍射条纹的形成是单缝衍射和多缝干涉的总效果.

(2)超声波作为一种纵波在液体中传播时，其声压使液体分子产生周期性的变化，促使液体的折射率也相应地作周期性的变化，形成疏密波. 此时，如有平行单色光沿垂直于超声波传播方向通过这疏密相同的液体，就会被衍射，这一作用，类似光栅，所以称为超声光栅.

(3)①声波在液体中的传播与液体温度有关，时间过长，温度可能在小范围内有变动，从而会影响测量精度，一般测量可以待测液体温度同于室温，精密测量可在超声池内插入温度计；

②信号源长时间处于工作状态，会对其性能有一定影响，尤其在高频条件下有可能会使电路过热而损坏.

实验 2.11　普朗克常量的测定

实验性质： 操作性实验
实验学时： 3 学时
分组人数： 2～4 人

（一）实验目的

（1）加深对光的量子性的理解，了解光电效应的规律.
（2）验证爱因斯坦光电效应方程，并测定普朗克常量 h.
（3）学习使用作图法处理数据.

（二）实验器材

ZC1603 型普朗克常量测定仪如图 2-11-1 所示.

（三）实验原理

当光照在物体上时，光的能量仅部分以热的形式被物体吸收，而另一部分则转化为物体中某些电子的能量，使电子逸出物体表面，这种现象称为光电效应，逸出的电子称为光电子. 在光电效应中，光显示出它的粒子性质，所以这种现象对认识光的本性，具有极其重要的意义.

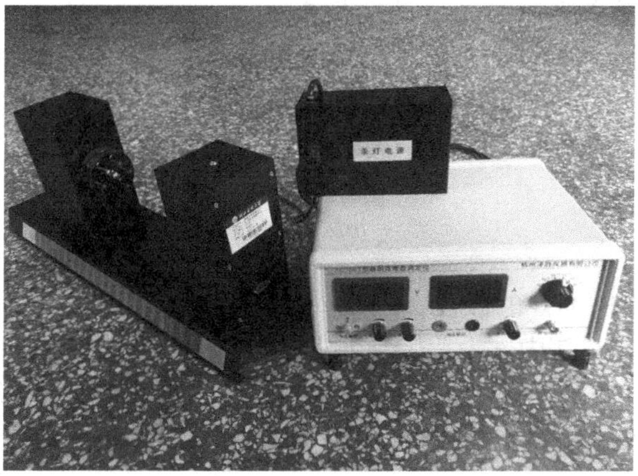

图 2-11-1　ZC1603 型普朗克常量测定仪

1905 年爱因斯坦发展了辐射能量 E 以 $h\nu$（ν 是光的频率）为不连续的最小单位的量子化思想，成功地解释了光电效应实验中遇到的问题. 1916 年密立根用光电效应法测量了普朗克常量 h，验证了光电效应方程的正确性. 今天，光电效应已经广泛地运用于现代科学技术的各个领域，利用光电效应制成的光电器件已成为光电自动控制、电报，以及微弱光信号检测等技术中不可缺少的器件.

光电效应实验原理如图 2-11-2 所示，其中 S 为真空光电管，K 为阴极，A 为阳极，当无光照射阴极时，由于阳极与阴极是断路，所以检流计 G 中无电流流过，当用一波长比较短的单色光照射到阴极 K 上时，形成光电流，光电流随加速电势差 U 变化的伏安特性曲线如图 2-11-3 所示.

1. 光电流与入射光强度的关系

光电流随加速电势差 U 的增加而增加，加速电势差增加到一定量值后，光电流达到饱和值 I_{H}，饱和电流与光强成正比，而与入射光的频率无关. 当 $U = U_{\mathrm{A}} - U_{\mathrm{K}}$ 变成负值时，光电流迅速减小. 实验指出，有一个遏止电势差 U_{a} 存在，当电势差达到这个值时，光电流为零.

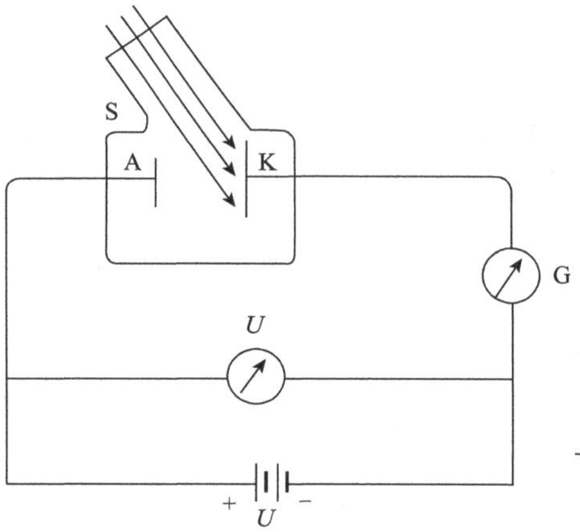

图 2-11-2　光电效应实验原理图

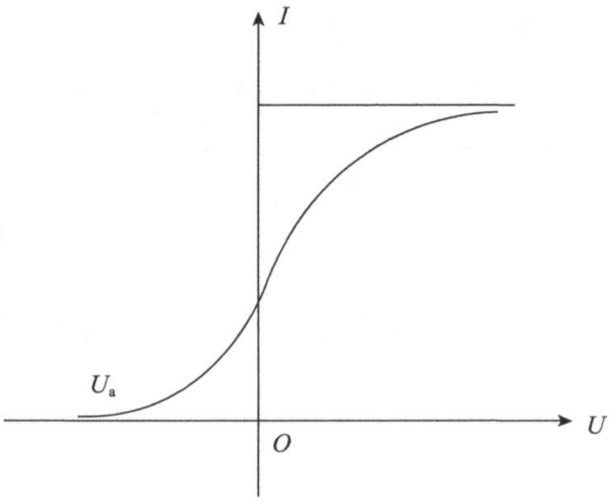

图 2-11-3　光电管的伏安特性曲线

2. 光电子的初动能与入射光频率之间的关系

光电子从阴极逸出时，具有初动能，在减速电压下，光电子逆着电场力方向由K极向A极运动，当 $U = U_{\mathrm{a}}$ 时，光电子不再能达到A极，光电流为零，所以电子的初动能等于它克服电场力所做的功，即

$$\frac{1}{2}mv^2 = eU_{\mathrm{a}} \tag{2-11-1}$$

根据爱因斯坦关于光的本性的假设，光是一粒一粒运动着的粒子流，这些光粒子称为光子，每一光子的能量为 $E = h\nu$，其中 h 为普朗克常量，ν 为光波的频率，所以不同频率的光波对应光子的能量不同，光电子吸收了光子的能量 $h\nu$ 之后，一部分消耗于克服电子的逸出功 A，另一部分转换为电子动能，由能量守恒定律可知

$$h\nu = \frac{1}{2}mv^2 + A \tag{2-11-2}$$

式(2-11-2)称为爱因斯坦光电效应方程.

由此可见，光电子的初动能与入射光频率 ν 呈线性关系，而与入射光的强度无关.

3. 光电效应有光电阈存在

实验指出，当光的频率 $\nu < \nu_0$ 时，不论用多强的光照射到物质都不会产生光电效应，

根据式(2-11-2)，$\nu_0 = \dfrac{A}{h}$，ν_0 称为红限.

爱因斯坦光电效应方程同时提供了测普朗克常量的一种方法. 由式(2-11-1)和式(2-11-2)可得 $h\nu = e|U_0| + A$，当用不同频率 $(\nu_1, \nu_2, \nu_3, \cdots, \nu_n)$ 的单色光分别作光源时，就有

$$h\nu_1 = e|U_1| + A$$

$$h\nu_2 = e|U_2| + A$$

$$\cdots\cdots$$

$$h\nu_n = e|U_n| + A$$

任意联立其中两个方程就可得到

$$h = \frac{e(U_i - U_j)}{\nu_i - \nu_j} \tag{2-11-3}$$

由此若测定了两个不同频率的单色光所对应的遏止电势差即可算出普朗克常量 h,也可由 ν-U 直线的斜率求出 h.

因此，用光电效应方法测量普朗克常量的关键在于获得单色光，测量光电管的伏安特性曲线和确定遏止电势差值.

实验中，单色光可由汞灯光源经过滤光片选择谱线产生. 汞灯是一种气体放电光源，点燃稳定后，在可见光区域内有几条波长相差较远的强谱线，如表 2-11-1 所示，与滤光片联合作用后可产生需要的单色光.

表 2-11-1　可见光区汞灯强谱线

波长/nm	频率/10^{14}Hz	颜色
579.0	5.179	黄
577.0	5.196	黄
546.1	5.490	绿
435.8	6.879	蓝
404.7	7.408	紫
365.0	8.214	近紫外

为了获得准确的遏止电势差值，本实验用的光电管应该具备下列条件：

(1) 对所有可见光谱都比较灵敏.

(2) 阳极包围阴极，这样当阳极为负电势时，大部分光电子仍能射到阳极.

(3) 阳极没有光电效应，不会产生反向电流.

(4) 暗电流很小.

但是实际使用的真空型光电管并不完全满足以上条件，由于存在阳极光电效应所引起的反向电流和暗电流(即无光照射时的电流)，所以测得的电流值，实际上包括上述两种电流和由阴极光电效应所产生的正向电流三个部分，所以伏安曲线并不与 U 轴相切. 由于暗电流是由阴极的热电子发射及光电管管壳漏电等原因产生，与阴极正向光电流相比，其值很小，且基本上随电势差 U 呈线性变化，因此可忽略其对遏止电势差的影响. 阳极反向光电流虽然在实验中较显著，但它服从一定规律，据此，确定遏止电势差值，可采用以下两种方法.

1）交点法

光电管阳极用逸出功较大的材料制作，制作过程中尽量防止阴极材料蒸发. 实验前对光电管阳极通电，减少其上溅射的阴极材料；实验中避免入射光直接照射到阳极上，这样可使它的反向电流大大减少，其伏安特性曲线与图 2-11-4 十分接近，因此曲线与 U 轴交点的电势差值近似等于于遏止电势差 U_a，此即交点法.

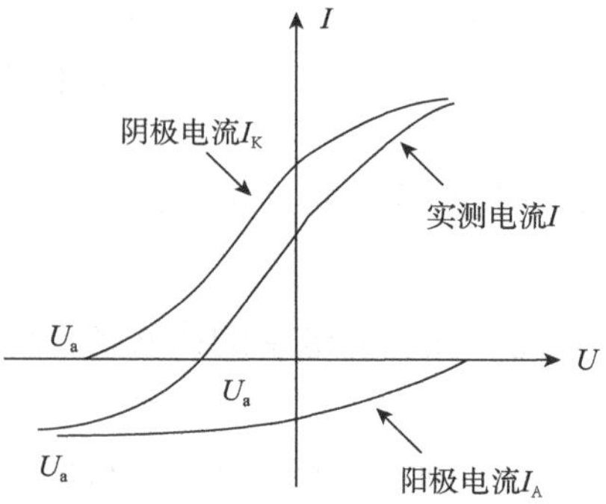

图 2-11-4　存在反向电流的光电管伏安特性曲线

2）拐点法

光电管阳极反向光电流虽然较大，但在结构设计上，若使反向光电流能较快地饱和，则伏安特性曲线在反向电流进入饱和段后有着明显的拐点，如图 2-11-4 所示，此拐点的电势差即为遏止电势差.

（四）装置介绍

ZC1603 型普朗克常量测定仪使用了性能优良的光电管和滤色片，以及超低偏流的高精密运放，提高了整体性能. 另外，引入了地线的等电势连接技术和放大器的静电屏蔽技术，从而明显提高了微电流测量的稳定性，使得测量的重复性变好，准确度也得到了改善（图2-11-5～图 2-11-7）.

1. 光源

用高压汞灯作光源，配以专用镇流器，光谱范围为 320.3～872.0nm，可用谱线为 365.0nm、404.7nm、435.8nm、546.1nm、577.0nm，共五条强线谱线.

2. 滤光片

滤光片的主要指标是半宽度和透过率.透过某种谱线的滤光片不允许其附近的谱线透过（通过不同谱线的滤色片的组合，使测量某一谱线时无其他谱线干扰，避免了谱线相互干扰带来的测量误差）.高压汞灯发出的可见光中，强度较大的谱线有 5 条，仪器配以相应的 5 种滤光片.

3. 光电管暗盒

采用测 h 专用光电管，由于采用了特殊结构，光不能直接照射到阳极，由阴极反射照到阳极的光也很少，加上采用新型的阴、阳极材料及制造工艺，使得阳极反向电流大大降低，暗电流也很低.

4. 微电流测量仪

在微电流测量中采用了高精度集成电路构成电流放大器，对测量回路而言，放大器近似于理想电流表，对测量回路无影响，使测量仪具有高灵敏度（电流测量范围 10^{-6}～10^{-13} A）、高稳定性（零漂小于满刻度的 0.2%），从而使测量精度、准确度大大提高.测量结果由 $3\frac{1}{2}$ 位 LED 显示.

5. 光电管工作电源

仪器提供了两组光电管工作电源(−2～+2V，−2～+30V)，连续可调，精度为0.1%，分辨率分别为0.001V和0.1V，电压值由4位LED显示.

(五)实验步骤

1. 测试前准备

将测试仪及汞灯电源接通，预热20min.

把汞灯及光电管暗箱遮光盖盖上，将汞灯暗箱光输出口对准光电管暗箱光输入口，调整光电管与汞灯距离约为40cm并保持不变. 如需调整距离或角度，可以调松光电管暗箱底面的手拧螺钉，调整后再拧紧手拧螺钉.

用专用连接线将光电管暗箱电压输入端与测试仪电压输出端(后面板上)连接起来(红-红，蓝-蓝). 用高频匹配电缆将光电管暗箱电流输出端K与测试仪微电流输入端(后面板上)连接起来.

将“电流量程”选择开关置于所选挡位，仪器在充分预热后，进行测试前调零，旋转“调零”旋钮使电流指示为000.0.

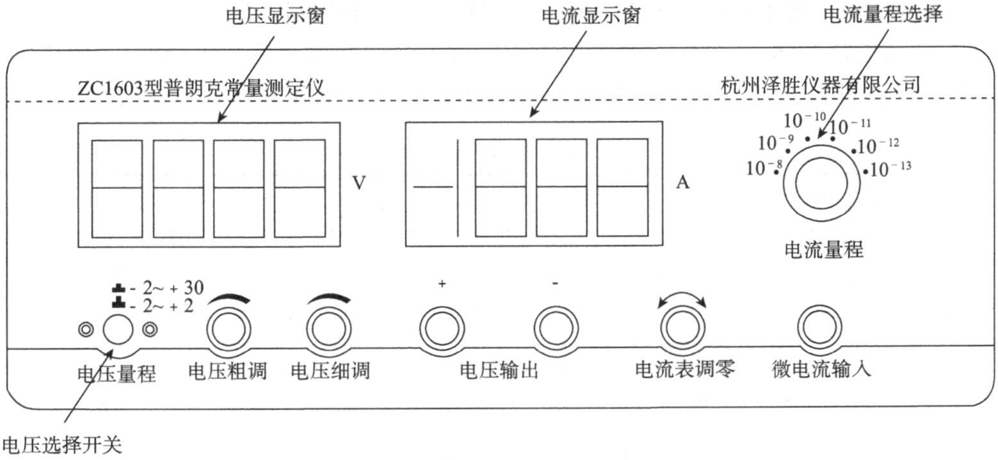

图 2-11-5 普朗克常量测试仪前面板

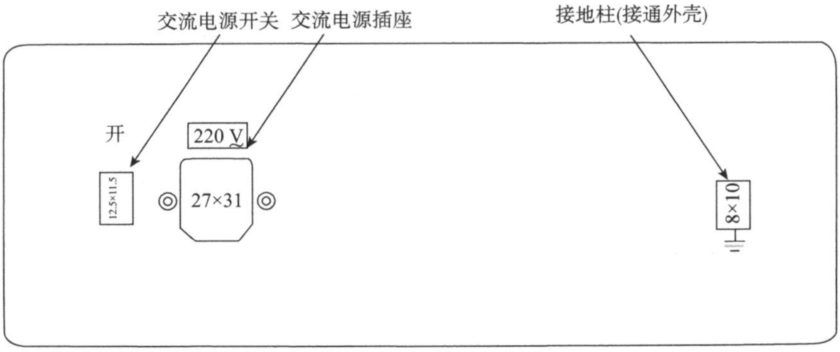

图 2-11-6 普朗克常量测试仪后面板图

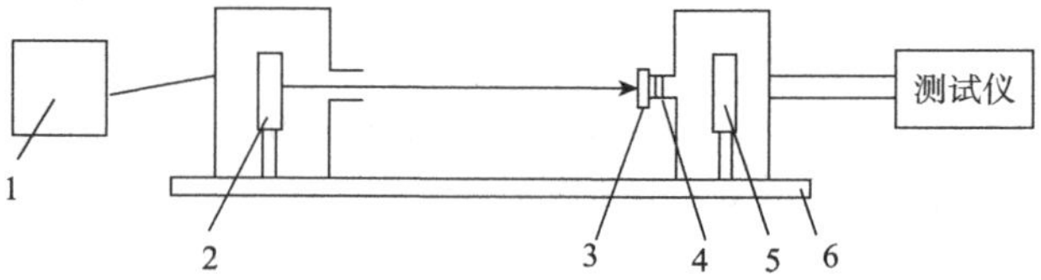

图 2-11-7 仪器整体结构图

1. 汞灯电源；2. 汞灯；3. 滤光片；4. 光阑；5. 光电管；6. 基准平台

2. 测光电管的伏安特性曲线

将电压选择按键置于−2～+30V，根据光电流的大小，将“电流量程”选择开关置于 10^{-10}A 或 10^{-11}A 挡；将直径 2mm 的光阑及 435.8nm 的滤色片装在光电管暗箱光输入口上.

(1) 从低到高调节电压，记录电流从零到非零点所对应的电压值作为第一组数据，以后电压每变化一定值记录一组数据到表 2-11-2 中.

注意：由于光电流会随光源、环境光以及时间的变化而变化，测量光电流时，选定 U_{AK} 后，应取光电流读数的平均值.

(2) 在 U_{AK} 为 30V 时，根据光电流的大小，将“电流量程”选择开关置于 10^{-10}A 或 10^{-9}A 挡，记录光阑分别为 2mm，4mm，8mm 时对应的电流值于表 2-11-3 中.

换上直径 4mm 的光阑及 546.1nm 的滤色片，重复 (1)，(2) 测量步骤.

用表 2-11-2 数据在坐标纸上作对应于以上两种波长及光强的伏安特性曲线. 由于照到光电管上的光强与光阑面积成正比，用表 2-11-3 数据验证光电管的饱和光电流与入射光强成正比.

表 2-11-2 I-U_{AK} 关系

435.8nm，光阑 2nm	U_{AK} / V									
	I /×10^{-11}A									
546.1nm，光阑 4nm	U_{AK} / V									
	I /×10^{-11}A									

表 2-11-3 I_M-Φ 关系（U_{AK}= ____V）

435.8nm	光阑孔 Φ									
	I /×10^{-10}A									
546.1nm	光阑孔 Φ									
	I /×10^{-10}A									

3. 测普朗克常量 h

理论上，测出各频率的光照射下阴极电流为零时对应的 U_{AK}，其绝对值即该频率的截止电压，然而实际上由于光电管的阳极反向电流、暗电流、本底电流及极间接触电势差的影响，实测电流并非阴极电流，实测电流为零时对应的U_{AK}也并非截止电压.

光电管制作过程中阳极往往被污染，沾上少许阴极材料，入射光照射阳极或入射光从阴极反射到阳极之后都会造成阳极光电子发射，U_{AK}为负值时，阳极发射的电子向阴极迁移构成了阳极反向电流.

暗电流和本底电流是热激发产生的光电流与杂散光照射光电管产生的光电流，可以在光电管制作或测量过程中采取适当措施以减少或消除它们的影响.

极间接触电势差与入射光频率无关，只影响U_0的准确性，不影响U_0-V直线斜率，对测定h无影响.

此外，由于截止电压是光电流为零时对应的电压，若电流放大器灵敏度不够，或稳定性不好，都会给测量带来较大误差.

ZC1603型普朗克常量测定仪采用了新型结构的光电管. 由于其特殊结构，光不能直接照射到阳极，由阴极反射照到阳极的光也很少，加上采用新型的阴、阳极材料及制造工艺，阳极反向电流大大降低，暗电流也很小.

由于仪器的特点，在测量各谱线的截止电压U_0时，可不用难于操作的“拐点法”，而用“零电流法”或“补偿法”.

零电流法是直接将各谱线照射下测得的电流为零时对应的电压U_{AK}的绝对值作为截止电压U_0. 此法的前提是阳极反向电流，暗电流和本底电流都很小，用零电流法测得的截止电压与真实值相差很小，且各谱线的截止电压都相差U，对U_0-V曲线的斜率无大的影响，因此对h的测量不会产生大的影响.

补偿法是调节电压U_{AK}使电流为零后，保持U_{AK}不变，转动光阑至空挡遮挡汞灯光源，此时测得的电流I_1为电压接近截止电压时的暗电流和本底电流. 重新让汞灯照射光电管，调节电压U_{AK}使电流值至I_1，将此时对应的电压U_{AK}的绝对值作为截止电压U_0. 此法可补偿暗电流和本底电流对测量结果的影响.

测量：将选择按键置于−2～+2V挡；将“电流量程”选择开关置于10^{-12}A挡，将测试仪电流输入电缆接上，关闭光阑重新调零；将直径4mm的光阑及365.0nm的滤色片装在光电管暗箱光输入口上. 从低到高调节电压，用“零电流法”或“补偿法”测量该波长对应的U_0，并将数据记于表2-11-4中. 依次换上404.7nm，435.8nm，546.1nm，577.0nm的滤色片，重复以上测量步骤.

表 2-11-4　U_0-V 关系（光阑孔 Φ = _____ mm）

波长 λ/nm	365.0	404.7	435.8	546.1	577.0
频率 $\nu/\times10^{14}$Hz	8.216	7.410	6.882	5.492	5.196
截止电压 U_0/V					

数据处理：可用以下三种方法之一处理表2-11-4的实验数据，得出U_0-V直线的斜率k.

(1)根据线性回归理论，U_0-V直线的斜率k的最佳拟合值为

$$k=\frac{\overline{\nu}\cdot\overline{U_0}-\overline{\nu\cdot U_0}}{\overline{\nu}^2-\overline{\nu^2}} \tag{2-11-4}$$

其中

$$\overline{\nu}=\frac{1}{n}\sum_{i=1}^{n}\nu_i$$，表示频率ν的平均值

$$\overline{\nu^2}=\frac{1}{n}\sum_{i=1}^{n}\nu_i^2$$，表示频率ν的平方的平均值

$$\overline{U_0}=\frac{1}{n}\sum_{i=1}^{n}U_{0_i}$$，表示截止电压U_0的平均值

$$\overline{\nu\cdot U_0}=\frac{1}{n}\sum_{i=1}^{n}\nu_i\cdot U_{0_i}$$，表示频率ν与截止电压U_0的乘积的平均值

(2) 根据$k=\frac{\Delta U_0}{\Delta\nu}=\frac{U_{0i}-U_{0j}}{\nu_i-\nu_j}$，可用逐差法从表 2-11-4 的后四组数据中求出两个 k，将其平均值作为所求 k 的数值.

(3) 可用表 2-11-4 数据在坐标纸上作U_0-V直线，由图求出直线斜率 k. 求出直线斜率 k 后，可用 $h=ek$ 求出普朗克常量，并与 h 的公认值 h_0 比较求出相对误差 $\delta=\frac{h-h_0}{h_0}$ 式中，$e=1.602\times10^{-19}\text{C}$，$h_0=6.626\times10^{-34}\text{J}\cdot\text{s}$.

(六) 注意事项

(1) 汞灯关闭后，不要立即开启电源. 必须等灯丝冷却后再开启，否则会影响汞灯寿命.

(2) 光电管应保持清洁，避免用手摸，而且应放置在遮光罩内，不用时禁止用光照射.

(3) 滤光片要保持清洁，禁止用手摸光学面.

(4) 在光电管不使用时，要断掉施加在光电管阳极与阴极间的电压，保护光电管，防止意外的光线照射.

(七) 思考题

(1) 光电子的初动能、入射频率、光电效应的光电阈以及普朗克常量之间存在怎样的关系？

(2) 试说明和比较“零点法”和“补偿法”的特点.

(3) 分析实验中会出现误差的地方，试说明其类型，分析减小误差的方法.

思考题答案

(1) 入射光的能量等于$E=h\nu$，又等于光电子的初动能加上光电阈，在实验中光电子的初动能又等于它克服电场力所做的功，因此可以得到

$$h\nu=\frac{1}{2}mv^2+A=e|U_\text{a}|+A$$

当光的频率$\nu<\nu_0$时，不论用多强的光照射到物质都不会产生光电效应，$\nu_0=\frac{A}{h}$，ν_0称为红限.

测定了两个不同频率的单色光所对应的遏止电势差，即可算出普朗克常量 h

$$h=\frac{e(U_i-U_j)}{\nu_i-\nu_j}$$

(2)零电流法是直接将各谱线照射下测得的电流为零时对应的电压U_{AK}的绝对值作为截止电压 U_0. 此法的前提是阳极反向电流、暗电流和本底电流都很小，用零电流法测得的截止电压与真实值相差很小，且各谱线的截止电压都相差U，对U_0-V曲线的斜率无大的影响，因此对h的测量不会产生大的影响.

补偿法是调节电压U_{AK}使电流为零后，保持U_{AK}不变，遮挡汞灯光源，此时测得的电流I_1为电压接近截止电压时的暗电流和本底电流. 重新让汞灯照射光电管，调节电压U_{AK}使电流值至I_1，将此时对应的电压U_{AK}的绝对值作为截止电压U_0. 此法可补偿暗电流和本底电流对测量结果的影响.

(3)系统误差、偶然误差和过失误差.

系统误差来自于仪器的精度，往往无法改变.

偶然误差来源于操作的影响，也受环境、材料等因素影响，可以通过重复操作取平均值等方法进行一定程度的弥补.

过失误差来自于操作失误或者不规范，还有对数据处理过程中的计算失误. 实验员应该严格遵守操作规定和实验步骤，认真仔细处理数据，避免过失误差.

常用参数附表

附表 1　基本物理常数

真空中的光速	$c=2.99792458\times10^{8}\,\mathrm{m/s}$
普朗克常量	$h=6.626176\times10^{-34}\,\mathrm{J\cdot s}$
阿伏伽德罗常量	$N_A=6.022045\times10^{23}\,\mathrm{mol^{-1}}$
摩尔气体常量	$R=8.31441\mathrm{J/(mol\cdot K)}$
玻尔兹曼常量	$k=1.380662\times10^{-23}\,\mathrm{J/K}$
电子电量	$e=1.6021892\times10^{-19}\,\mathrm{C}$
电子的静止质量	$m_e=9.109534\times10^{-31}\mathrm{kg}$
电子的荷质比	$e/m_e=1.7588047\times10^{11}\mathrm{C/kg}$
原子质量单位	$1\mathrm{u}=1.6605655\times10^{-27}\,\mathrm{kg}$
氢原子的里德伯常量	$R_H=1.096776\times10^{7}\,\mathrm{m^{-1}}$
洛施密特常量	$n=2.68719\times10^{25}\,\mathrm{m^{-3}}$
标准大气压	$p_0=101325\mathrm{Pa}$
绝对零度	$T_0=273.15\mathrm{K}$
标准状况下声音在空气中的速度	$u_{声}=331.46\mathrm{m/s}$
标准状况下干燥空气的密度	$\rho_{空气}=1.293\mathrm{kg/m^3}$
标准状况下水银的密度	$\rho_{水银}=13595.04\mathrm{kg/m^3}$
标准状况下理想气体的摩尔体积	$\rho_{水银}=22.41383\times10^{-3}\mathrm{m^3/mol}$
真空的介电常量(电容率)	$\varepsilon_0=8.854188\times10^{-12}\,\mathrm{F/m}$
真空的磁导率	$\mu_0=12.566371\times10^{-7}\,\mathrm{H/m}$
钠光谱中黄线的波长	$D=589.3\times10^{-9}\mathrm{m}$

附表 2　20℃时常用固体和液体的密度

物质	密度/($\mathrm{kg/m^3}$)	物质	密度/($\mathrm{kg/m^3}$)
铝	2698.9	水晶玻璃	2900～3000
铜	8960	窗玻璃	2400～2700
铁	7874	冰(0℃)	880～920
银	10500	甲醇	792
金	19320	乙醇	789.4
钨	19300	乙醚	714
铂	21450	汽车用汽油	710～720
铅	11350	氟利昂-12	1329
锡	7298	(氟氯烷-12)	
水银	13546.2	变压器油	840～890
钢	7600～7900	甘油	1260
石英	2500～2800	蜂蜜	1435

附表 3　标准大气压下不同温度的水的密度

温度/℃	密度/(kg/m³)	温度/℃	密度/(kg/m³)	温度/℃	密度/(kg/m³)
0	999.841	17	998.774	34	994.371
1	999.900	18	998.595	35	994.031
2	999.941	19	998.405	36	993.68
3	999.965	20	998.203	37	993.33
4	999.973	21	997.992	38	992.96
5	999.965	22	997.770	39	992.59
6	999.941	23	997.538	40	992.21
7	999.902	24	997.296	41	991.83
8	999.849	25	997.044	42	991.44
9	999.781	26	996.783	50	988.04
10	999.700	27	996.512	60	983.21
11	999.605	28	996.232	70	977.78
12	999.498	29	995.944	80	971.80
13	999.377	30	995.646	90	965.31
14	999.244	31	995.340	100	958.35
15	999.099	32	995.025		
16	998.943	33	994.702		

附表 4　海平面上不同纬度处的重力加速度

纬度 ψ /(°)	g/(m/s²)	纬度 ψ /(°)	g/(m/s²)
0	9.78049	50	9.81079
5	9.78088	55	9.81515
10	9.78204	60	9.81924
15	9.78394	65	9.82294
20	9.78652	70	9.82614
25	9.78969	75	9.82873
30	9.79338	80	9.83065
35	9.79746	85	9.83182
40	9.80180	90	9.83221
45	9.80629		

注：表中所列数值是根据公式 $g=9.78049\left(1+0.005288\sin^2\psi-0.000006\sin^2\psi\right)$ 算出的，其中 ψ 为纬度.

附表 5　20℃时与空气接触的液体的表面张力系数

液体	α /(N/m)	液体	α /(N/m)
航空汽油(在10℃时)	21×10^{-3}	甘油	63×10^{-3}
石油	30×10^{-3}	水银	513×10^{-3}
煤油	24×10^{-3}	甲醇	22.6×10^{-3}
松节油	28.8×10^{-3}	在0℃时	24.5×10^{-3}
水	72.75×10^{-3}	乙醇	22.0×10^{-3}
肥皂溶液	40×10^{-3}	在60℃时	18.4×10^{-3}
氟利昂-12	9.0×10^{-3}	在0℃时	24.1×10^{-3}
蓖麻油	36.4×10^{-3}		

附表 6　不同温度下与空气接触的水的表面张力系数

温度/℃	α /(N/m)	温度/℃	α /(N/m)	温度/℃	α /(N/m)
0	75.62×10^{-3}	16	73.34×10^{-3}	30	71.15×10^{-3}
5	74.90×10^{-3}	17	73.20×10^{-3}	40	69.55×10^{-3}
6	74.76×10^{-3}	18	73.05×10^{-3}	50	67.90×10^{-3}
8	74.48×10^{-3}	19	72.89×10^{-3}	60	66.17×10^{-3}
10	74.20×10^{-3}	20	72.75×10^{-3}	70	64.41×10^{-3}
11	74.07×10^{-3}	21	72.60×10^{-3}	80	62.60×10^{-3}
12	73.92×10^{-3}	22	72.44×10^{-3}	90	60.74×10^{-3}
13	73.78×10^{-3}	23	72.28×10^{-3}	100	58.84×10^{-3}
14	73.64×10^{-3}	24	72.12×10^{-3}		
15	73.48×10^{-3}	25	71.96×10^{-3}		

附表 7　不同温度的水的黏滞系数

温度/℃	黏滞系数 η/(Pa·s)	温度/℃	黏滞系数 η/(Pa·s)
0	1.7878×10^{-3}	30	0.8012×10^{-3}
2	1.6728×10^{-3}	32	0.7679×10^{-3}
5	1.5188×10^{-3}	35	0.7225×10^{-3}
8	1.3860×10^{-3}	38	0.6814×10^{-3}
10	1.3053×10^{-3}	40	0.6531×10^{-3}
12	1.2363×10^{-3}	45	0.5988×10^{-3}
15	1.1404×10^{-3}	50	0.5492×10^{-3}
18	1.0559×10^{-3}	60	0.4697×10^{-3}
20	1.0042×10^{-3}	70	0.4060×10^{-3}
22	0.9579×10^{-3}	80	0.3550×10^{-3}
25	0.8937×10^{-3}	90	0.3148×10^{-3}
28	0.8360×10^{-3}	100	0.2825×10^{-3}

附表 8　常见液体的黏滞系数

液体	温度/℃	η/(Pa·s)	液体	温度/℃	η/(Pa·s)
汽油	0	1.788×10^{-3}	甘油	−20	1.340×10^{2}
	18	5.300×10^{-4}		0	1.21×10^{1}
甲醇	0	8.170×10^{-4}		20	1.499
	20	5.840×10^{-4}		100	1.295×10^{-2}
乙醇	−20	2.780×10^{-3}	蜂蜜	20	6.500
	0	1.780×10^{-3}		80	1.00×10^{-1}
	20	1.190×10^{-3}	鱼肝油	20	4.560×10^{-2}
乙醚	0	2.960×10^{-4}		80	4.600×10^{-3}
	20	2.430×10^{-4}	水银	−20	1.855×10^{-3}
变压器油	20	1.9800×10^{-2}		0	1.685×10^{-3}
蓖麻油	10	2.420		20	1.554×10^{-3}
葵花子油	20	5.000×10^{-2}		100	1.224×10^{-3}

附表 9　某些金属和合金的电阻率及其温度系数

金属或合金	电阻率/(μΩ·m)	温度系数/℃$^{-1}$	金属或合金	电阻率/(μΩ·m)	温度系数/℃$^{-1}$
铝	0.028	42×10^{-4}	锡	0.12	44×10^{-4}
铜	0.0172	43×10^{-4}	水银	0.958	10×10^{-4}
银	0.016	40×10^{-4}	武德合金	0.52	37×10^{-4}
金	0.024	40×10^{-4}	钢(0.10%～0.15%碳)	0.10～0.14	6×10^{-3}
铁	0.098	60×10^{-4}	康铜	0.47～0.51	$(-0.04\sim+0.01)\times10^{-3}$
铅	0.205	37×10^{-4}	铜锰镍合金	0.34～1.00	$(-0.03\sim+0.02)\times10^{-3}$
铂	0.105	39×10^{-4}	镍铬合金	0.98～1.10	$(0.03\sim+04)\times10^{-3}$
钨	0.055	48×10^{-4}			
锌	0.059	42×10^{-4}			

注：表中列出的只是20℃时电阻率的平均值.

附表 10　常温下某些物质相对于空气的光的折射率

物质＼波长	H_α线（656.3nm）	D线（589.3nm）	H_β线（486.1nm）
水(18℃)	1.3314	1.3332	1.3373
乙醇(18℃)	1.3609	1.3625	1.3665
二硫化碳(18℃)	1.6199	1.6291	1.6541
冕玻璃(轻)	1.5127	1.5153	1.5214
冕玻璃(重)	1.6126	1.6152	1.6213
燧石玻璃(轻)	1.6038	1.6085	1.6200
燧石玻璃(重)	1.7434	1.7515	1.7723
方解石(寻常光)	1.6545	1.6585	1.6679
方解石(非常光)	1.4846	1.4864	1.4908
水晶(寻常光)	1.5418	1.5442	1.5496
水晶(寻常光)	1.5509	1.5533	1.5589

附表 11　常用光源的谱线波长　　(单位：nm)

H(氢)	He(氦)	Ne (氖)	Hg (汞)
656.28 红	706.52 红	650.65 红	623.44 橙
486.13 绿蓝	667.82 红	640.23 橙	579.07 黄
434.05 蓝	587.56(D_3)黄	638.30 橙	576.96 黄
410.17 蓝紫	501.57 绿	626.65 橙	546.07 绿
397.01 蓝紫	492.19 绿蓝	621.73 橙	491.60 绿蓝
	471.31 蓝	614.31 橙	435.83 蓝
Na(钠)	447.15 蓝	588.19 黄	407.78 蓝紫
589.592(D_1)黄	402.62 蓝紫	585.25 黄	404.66 蓝紫
588.995(D_2)黄	388.87 蓝紫		